DU CLIMAT D'ALGER

DANS LES

AFFECTIONS CHRONIQUES

DE LA POITRINE

RAPPORT

FAIT A LA SUITE D'UNE MISSION MÉDICALE EN ALGÉRIE

ET PRÉSENTÉ

A S. Ex. LE MINISTRE DE L'ALGÉRIE ET DES COLONIES

PAR

Le Dr Prosper de PIETRA SANTA,

Médecin (par quartier) de S. M. l'Empereur,
Médecin en chef des Madelonnettes, chevalier de la Légion d'honneur,
Membre des Sociétés de médecine de Paris, de Florence, etc.

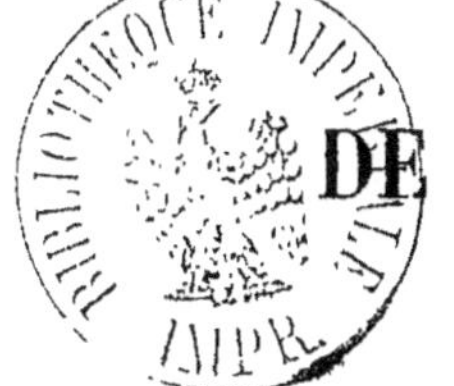

PARIS

J.-B. BAILLIÈRE et FILS,

LIBRAIRES DE L'ACADÉMIE IMPÉRIALE DE MÉDECINE,
Rue Hautefeuille, 19.

1860

Paris. — Imprimerie de L. MARTINET, rue Mignon, 2.

A MONSIEUR

Le Cte Prosper de CHASSELOUP LAUBAT

MINISTRE DE L'ALGÉRIE ET DES COLONIES.

Hommage très respectueux.

Paris, septembre 1860.

Dr PROSPER DE PIETRA SANTA.

INFLUENCE DU CLIMAT D'ALGER

SUR LES

AFFECTIONS CHRONIQUES DE LA POITRINE

———

Le jour où Son Excellence le Ministre de l'Algérie daigna nous accorder la mission d'aller étudier l'influence du climat d'Alger, nous crûmes de notre devoir de solliciter de Son Excellence le Ministre de l'agriculture et du commerce, les instructions spéciales du comité consultatif d'hygiène publique; elles devaient indubitablement donner à notre œuvre une plus grande importance, et la diriger dans les voies les plus utiles au point de vue de la science et de l'humanité. Avec un empressement dont nous lui serons toujours très reconnaissant, M. Rouher renvoya notre demande à l'illustre président du comité, et bientôt une commission composée de MM. Mêlier, Michel Lévy, Renaud et Tardieu, *rapporteur*, soumit à son approbation le remarquable document que nous transcrivons ici textuellement :

« M. le ministre de l'Algérie et des colonies a confié à M. le docteur de Pietra Santa une mission qui a pour objet d'aller étudier l'influence du climat d'Alger sur les affections chroniques de la poitrine. Ce savant médecin a pensé que l'accomplissement de cette mission lui serait rendu plus facile et gagnerait en utilité si des instructions spéciales lui étaient données. Or, il s'est adressé à M. le ministre du commerce pour les obtenir du Comité consultatif d'hygiène publique. C'est cette demande que M. le ministre a renvoyée au Comité, qui ne verra sans doute aucun inconvénient à y faire droit, et qui saisira avec empressement l'occasion de s'associer à des recherches très intéressantes et très utiles au double point de vue de la science et de l'humanité, et de consacrer en même temps le choix éclairé de M. le ministre de l'Algérie, en dirigeant les efforts du médecin habile et instruit à qui Son Excellence a confié cette mission.

» La commission chargée de préparer les instructions dont il s'agit devrait peut-être avant tout faire ressortir les difficultés considérables que présente en général la mission d'étudier l'influence d'un climat sur un ordre de maladies quelconque, et, en particulier, l'influence du climat d'Alger sur les affections chroniques de la poitrine. Mais, d'une part, ce n'est pas au comité qu'il est nécessaire de soumettre cette observation ; et, d'un autre côté, M. le docteur de Pietra-Santa a montré déjà qu'il ne se dissimulait aucune de ces difficultés et que, les ayant toutes prévues, il serait mieux que personne en mesure de les surmonter. En effet, M. de Pietra Santa a publié, il y deux ans, un mémoire sur l'influence des pays chauds sur la marche de la tuberculisation, dans lequel, s'occupant plus spécialement des climats de Madère, Pise, Rome et Nice, il a montré qu'il comprenait ce que l'étude qu'il a entreprise et qu'il veut poursuivre aujourd'hui, offre de délicat et de particulièrement difficile dans les conditions où il va se trouver placé.

» Deux voies principales sont ouvertes pour arriver au but que se propose M. de Pietra Santa, c'est-à-dire à l'appréciation exacte de l'influence du climat d'Alger sur les affections chroniques de la poitrine. La première consisterait à rechercher sur les lieux mêmes, et d'une manière en quelque sorte abstraite, sous quelles formes, sur quelles proportions et dans quelles conditions générales se présentent à Alger les affections de poitrine. La deuxième, plus étroite, plus abrupte, plus lente, s'attacherait aux malades eux-mêmes, et à l'aide d'observations individuelles multipliées, patientes, complètes, suivrait peu à peu, sur ceux du dehors aussi bien que sur les indigènes, la marche, les phases successives et la terminaison des maladies de poitrine.

» Au point de vue de la médecine pratique, cette deuxième manière de procéder est la seule qui puisse conduire à des résultats certains, et rien ne serait plus utile et plus intéressant pour un médecin vraiment digne de ce nom qu'un pareil sujet d'études. Mais il exigerait, outre les connaissances positives, l'expérience consommée et la sagacité de l'observateur qui ne font pas défaut à M. de Pietra Santa, un temps beaucoup plus long sans doute que celui dont il pourra disposer. En effet, pour donner à ses recherches la certitude qui manque à celles du même genre que la science possède, et pour substituer des faits et des démonstrations scientifiques aux opinions vagues qui laissent encore planer tant d'obscurité sur cette question,

Il faudrait pouvoir observer un grand nombre de malades au moment de leur arrivée, constater avec une minutieuse précision la nature du mal, en mesurer l'étendue et le degré, en suivre plus tard les progrès, et non pas pendant quelques semaines, mais pendant des mois, pendant des années entières, en étudier soigneusement la marche, en tenant compte de toutes les circonstances très diverses qui peuvent ajouter leur influence à celle du climat. M. de Pietra Santa pourra-t-il se livrer à cette étude persévérante, nous n'osons l'espérer. Mais nous sommes assurés du moins qu'il ne négligera rien pour obtenir à ce point de vue tous les renseignements que pourra lui fournir l'expérience des médecins qui dirigent les services des hôpitaux militaires et civils d'Alger, et de ceux qui ont dans la ville une pratique étendue. Il recueillera aussi par lui-même tous les cas particuliers que l'occasion pourra lui offrir. Nous n'avons pas besoin de lui recommander de n'accueillir ces différents faits qu'avec une extrême réserve et en les soumettant à une critique sévère, eu égard surtout au diagnostic des maladies.

» La mission confiée à M. de Pietra Santa, s'exercera avec plus de facilité et non moins utilement sur les points plus généraux que nous avons déjà indiqués et qui consisteraient à recueillir une statistique exacte et complète de la phthisie pulmonaire en Algérie. Cette statistique comprendrait le relevé des décès par phthisie comparé à la mortalité générale dans les différentes localités, en tenant compte de la constitution marécageuse du sol, et de l'endémicité des fièvres intermittentes dans les divers points du territoire. Elle porterait en autant de parties distinctes sur les indigènes, sur la population civile de la colonie, sur la population militaire, et enfin sur les étrangers qui n'ont pas leur résidence fixe en Algérie. L'autorité que donnera à M. de Pietra Santa la mission officielle dont il a été chargé, lui permettra d'obtenir, sur toutes ces questions, des renseignements authentiques qui ne peuvent manquer de présenter un haut intérêt.

» A ces recherches qui forment le fond même et l'objet principal de sa mission, il regardera sans doute comme indispensable de joindre une étude de la climatologie générale d'Alger, en la rapportant toujours à l'influence que les saisons, les transitions atmosphériques, la température, les vents exercent sur le développement et la marche des maladies de poitrine, et en particulier de la phthisie, c'est-à-dire en les rapprochant des chiffres que lui aura fournis la statistique de la mortalité.

» Ces simples indications suffiront, nous n'en doutons pas, à M. de Pietra-Santa, si ce n'est pour le diriger, ce dont il n'a pas besoin, dans son utile entreprise, du moins pour lui montrer ce que la science et l'humanité attendent de ses savants efforts, et ce que promet la mission qu'il tient de la haute confiance du gouvernement,

et dans laquelle le suivront l'intérêt et la sollicitude de l'administration sanitaire supérieure et du Comité consultatif d'hygiène publique. »

« Adopté par le Comité dans sa séance du 31 octobre 1859.

      « *Le Président*, signé : Rayer.

    Le Secrétaire, signé : A. Latour.

     Le Rapporteur, signé : A. Tardieu. »

Pendant tout le cours de nos recherches, nous nous sommes
préoccupé de la bienveillance particulière qui avait inspiré, à
notre égard, le savant rapporteur, et nous n'avons jamais rien
négligé pour nous en rendre de plus en plus digne.

En abordant la question, comme nous n'avions pas d'idées
préconçues, nous avons suivi les deux voies si nettement tra-
cées dans notre programme. Si nous ne nous abusons, les
renseignements et les documents recueillis par la première,
sont de nature à fixer les idées d'une manière précise.

Le temps nous a, en effet, manqué pour remplir toutes les
conditions indiquées par la deuxième, mais nous avons l'espoir
que la qualité des faits compensera en partie leur quantité, et
que l'exposé fidèle de la longue expérience de quelques confrères suppléera à une étude personnelle de six mois.

Nous ne suivrons pas pour l'examen des diverses questions
l'ordre indiqué dans les instructions, celles-ci devaient mar-
quer d'abord le résultat principal à obtenir, et énumérer ensuite les meilleurs moyens pour l'atteindre; nous avons dû
au contraire nous enquérir des conditions attenantes à la localité, rechercher l'existence de la maladie, déterminer l'influence du climat. C'est la marche progressive parcourue par
nos *idées acquises*, c'est dans cet ordre que nous les expose-
rons.

Chapitre I. — Étude de la climatologie générale d'Alger.

Chapitre II. — Étude des conditions générales de la phthisie à Alger.

Chapitre III. — Étude de l'influence du climat.

CHAPITRE I.

Climatologie générale.

§ 1. *Géographie.* — *Topographie.* — *Géologie.* — *Nature du sol et ses productions.* — Si la description d'un champ de bataille est nécessaire pour l'intelligence et des faits qui s'y sont accomplis et des diverses péripéties qui ont constitué la grande lutte, la connaissance des lieux qui doivent former une station hivernale, nous paraît indispensable pour déterminer plus sûrement l'influence du climat, pour éclairer ces nombreuses caravanes d'êtres souffrants qui quittent souvent la patrie avec la triste pensée qu'ils laisseront leur dépouille sur la terre étrangère.

Considérées au point de vue de l'étude spéciale que nous entreprenons, les diverses contrées du globe sont classées en deux catégories.

Dans la première (régions polaires et régions tropicales), la phthisie est rare ou absente ; dans la deuxième (région tempérée), on observe une fréquence variable, selon les divers climats.

On donne le nom de *climat* à l'ensemble des conditions physiques qui résultent pour les différentes régions du globe, de leur situation respective à la surface de la terre, et qui sont de nature à exercer sur les êtres organisés une influence spéciale. (A. Tardieu.)

Le sol, dans les sinuosités de ses côtes, les accidents de sa surface et les différences de sa constitution ; les eaux dans les conditions diverses qui leur sont imprimées suivant la place qu'elles occupent, les transformations ou les altérations qu'elles subissent ; enfin l'air dans toutes les modifications qu'il reçoit et qui le rendent tour à tour sec ou humide, froid ou chaud, doux ou excitant, sain ou morbigène, toutes ces grandes causes avec leurs propriétés, se combinent les unes avec les autres de manière à constituer cet ensemble de forces dont l'action s'apprécie ou se mesure sur la race humaine et qui a reçu le nom de climat. (Ed. Carrière.)

Dans l'étude de ces phénomènes, la division d'Hippocrate (l'air, les eaux et les lieux), est toujours vraie. M. Michel Lévy dans son beau livre d'hygiène les décrit sous le terme générique de *circumfusa*.

Les lieux comprennent la forme du territoire, son orientation, sa composition géologique, les caractères de sa végétation.

Les eaux doivent être étudiées dans leur nature et leur distribution sur le sol aussi bien que sous cette forme météorique qui varie de l'état de vapeur d'eau à celui de pluie.

L'air renferme l'histoire des mouvements de l'atmosphère, et de ses transformations sous l'influence de la pression atmosphérique, de l'état de température avec le concours de l'électricité, du magnétisme, etc.

La nature des différents climats est déterminée par des éléments constitutifs fixes (latitude, longitude, altitude, exposition topographique, nature du sol) et par des éléments variables (température, état hygrométrique, pression atmosphérique, direction des vents, ozone, phénomènes électriques, etc.

Les climats maritimes jouissent des influences les plus douces relativement aux climats continentaux ; cette douceur est surtout liée à l'état hygrométrique de l'air, à l'uniformité de température des mers.

Nous allons étudier successivement tous ces éléments.

L'Afrique française est un vaste territoire baigné au nord sur une longueur de 1000 kilomètres environ par la Méditerranée. La grande Cordillère connue sous le nom d'Atlas traverse parallèlement à la mer sa partie centrale en courant

de l'est-nord-est à l'ouest-sud-ouest, d'où résulte une variété
infinie de montagnes et de vallées (1).

Ses limites, mal définies au sud, se perdent dans le grand
désert Sah'arah vers le 37ᵉ degré de latitude septentrionale ; à
l'est la régence de Tunis, à l'ouest, l'empire du Maroc.

Le climat de l'Algérie est un climat intermédiaire entre le
nôtre et celui de la région tropicale. Quelques auteurs ont fait
d'elle un pays de délices, doux et salubre, merveilleusement
doué par la nature (2), d'autres l'ont représentée comme une
terre ingrate et malsaine sur laquelle l'Européen ne peut ni
vivre, ni prospérer. Ces deux opinions sont naturellement
exagérées; mais avec quelques restrictions qui ressortiront de

(1) Cette disposition donne lieu à une division géographique naturelle.
La zone de la Méditerranée au pied du versant méridional de l'Atlas,
c'est-à-dire le Tell ou le pays du blé et des rivières (14 millions d'hect.).

La zone de l'Atlas au Grand-Désert, c'est-à-dire le Sah'ara ou la patrie
du dattier et des troupeaux, le pays de la *soif* (40 à 45 millions d'hect.).

La population de ce vaste territoire, à peu près l'équivalent de la surface de la France (52,305,744 hectares), est diversement appréciée.
William Shaler, le général Duvivier, le colonel de Mirbeck, Juchereau de
Saint-Denis, M. Poujoulat, la portent de 700,000 à 1,000,000 d'habitants.

Les évaluations de M. de Corcelles (4 millions) et du maréchal Bugeaud (8 millions) étaient évidemment exagérées. D'après le dernier
recensement (31 décembre 1857), la population de l'Algérie est de
2,640,000 âmes.

Races dominantes		
Arabes des tribus. . . .	1,300,000	
Berbères ou Kebaïls. . .	1,000,000	
Arabes des villes (Maures)	112,000	
Koulouglis	8,000	
Nègres.	10,000	2,640,000
Israélites.	30,000	
Européens.	180,000	
(107,000 Français)		

(2) Vous vous prendrez à aimer ce pays d'une indicible affection ;
quand vous l'aurez quitté, vous penserez toujours à y retourner......,
c'est que par sa nature pittoresque, par les souvenirs qu'elle évoque, par
les mœurs de ses habitants, par l'avenir qu'elle promet, l'Algérie est
pour tout voyageur une des contrées les plus attachantes qui soient au
monde. (Em. Carrey.)

l'ensemble de ce travail, nous nous rangeons hardiment parmi les partisans de la première.

La ville d'Alger (ancienne ICOSIUM), en arabe al-Djezaïr, la guerrière, la bien gardée, parce que les Turcs la regardaient comme le boulevard de l'islamisme, est située :

A 36° 47′ 20″ latitude nord, et 0° 44′ 10″ longitude ouest du méridien de Paris (1).

Bâtie en amphitéâtre sur le versant nord de l'une des dernières ramifications du Sahel, elle peut être représentée par un triangle dont le sommet (2) s'élève à 140 mètres environ au-dessus du niveau de la mer et dont la base est baignée par les eaux du port sur un parcours de 1600 mètres (3).

L'échancrure circulaire qui constitue la baie se termine, à gauche à la pointe Pescate, à droite au cap Matifou.

A une certaine distance les deux mille maisons qui composent la ville, forment une masse blanchâtre, confuse, compacte, sans jour et sans issues ; ce n'est que peu à peu que l'on distingue les artères principales de la circulation dans ce dédale de passages et de bazars, de casernes et de mosquées. Les rues sont étroites et les toits des maisons si rapprochés qu'ils empêchent le soleil d'arriver jusqu'à elles ; quelques-

---

(1) Alger est à 1644 kilom. de Paris, à 800 kilom. de Marseille, à 410 kilom. à l'est d'Oran, à 422 kilom. à l'ouest de Constantine.

(2) C'est sur ce point culminant qu'est située la Casbah, forteresse redoutable où les deys accumulaient les fruits de leurs opulentes rapines. C'est là que le maréchal Randon aurait voulu placer une statue colossale : le génie de la France apportant le flambeau de la civilisation dans les contrées où régnaient les ténèbres de la barbarie. (Atelier de M. Cordier.)

(3) Vu de la haute mer, Alger paraît dans sa forme et sa couleur comme une voile de perroquet étendue sur un champ de verdure. (W. Shaler.)

De la rade, les maisons semblent, pour ainsi dire, accrochées aux flancs de la montagne, leurs murs blanchis, leurs terrasses irrégulières simulent une grande carrière à plâtre. (A. Mittchell.)

Lorsqu'on débarque à Alger, l'ensemble du panorama de la ville avec son ciel, sa rade, son horizon de plaines et de collines, offre un des spectacles naturels les plus magnifiques, etc. (Em. Carrey.)

unes sont si resserrées que deux hommes n'y sauraient marcher de front; telles autres, dans ce labyrinthe tortueux et escarpé, se transforment en sombres tunnels où les rayons du jour ne pénètrent que par leurs extrémités.

La construction des maisons modernes est calquée sur celles de France, mais les habitations mauresques bâties toutes sur le même modèle, figurent un quadrilatère à un ou deux étages, surmonté d'une terrasse, sans façade extérieure avec peu ou point d'ouvertures, et uniformément blanchi à la chaux. Les murs en maçonnerie entourent de toutes parts une cour intérieure (1).

La position topographique d'Alger abritée des vents du sud, est encore améliorée par le vent de terre qui, échauffé par le sol, tempère la fraîcheur des nuits et concourt avec les brises de la mer, à entretenir une température plus sensiblement uniforme.

Rien de plus agréable, de plus pittoresque, de plus salutaire que les environs d'Alger: aussi des milliers de villas se sont élevées, comme par enchantement, au milieu de bouquets d'oliviers, de jujubiers ou d'orangers (2).

(1) La cour est à ciel ouvert, entourée au rez-de-chaussée comme au premier étage d'une galerie sur laquelle s'ouvrent les diverses pièces d'habitation par de grandes portes à deux battants roulant sur gonds de bois.

Au milieu de la cour (dallée de marbre ou de faïence) se trouve une citerne, une fontaine, un jet d'eau, selon la fortune des habitants.

Dans ce vaste réservoir d'air, l'humidité est fréquente par le défaut d'évaporation de l'eau.

(2) C'est dans ces promenades qu'on peut juger surtout la différence des deux civilisations turque et française; ... l'une orientale, despotique, a dû être inspirée par des idées de domination, de pression, d'exploitation du peuple conquis, des prisons, des forts, des casemates, des fossés de défense, sont tout ce qui reste d'elle.

L'autre, chrétienne et charitable, a tout d'abord commencé sa tâche humanitaire; des hôpitaux et des écoles sont ouverts à la maladie et à l'enfance; un port est sorti des flots, une ville neuve s'étale sur la plaine, etc., etc. (Em. Carrey.)

Nous pensons avec le docteur Carrière que la campagne a une influence au point de vue des effets physiologiques qu'elle provoque ; elle forme un traitement moral qui passe par les yeux pour arriver à l'esprit ; aussi ne craignons-nous pas de multiplier ici détails et descriptions.

En sortant par la porte Bab-el-Oued, on trouve le jardin Marengo et ses frais ombrages ; l'oasis des anciens deys ; les délicieux coteaux du Point du jour et du Frais-Vallon ; les sauvages beautés de la Bouzaréah (1), de la vallée des Consuls ; au bas sur une falaise escarpée, baignée par la mer, s'allongent les cottages de Saint-Eugène (2).

Au delà de ce bourg naissant, par un chemin des plus accidentés, borné à droite par les flots bleus de la Méditerranée, à gauche par de hauts coteaux à pentes douces, aux versants à demi boisés, aux jardins remplis de verdure et de fleurs, la pittoresque promenade de la pointe Pescate.

Si l'on prend pour but de promenade la partie opposée, après avoir traversé les faubourgs d'Isly ou de Babazoun, on rencontre le long du littoral les villages populeux de l'Agha, du terrain de manœuvres, de Mustapha (3), puis le jardin d'Essai, avec ses 4,000 variétés de plantes tropicales et luxuriantes, qui fournit par année de 150 à 200,000 pieds d'arbres à la colo-

(1) A 400 mètres au-dessus du niveau de la mer, vivent dans un village arabe-kabyle les derniers descendants de ces flibustiers impitoyables qui, avant 1830, pillaient audacieusement chrétiens et musulmans.

(2) Il est difficile de trouver un site africain ayant un plus riant aspect et une température plus salubre. C'est là qu'est le vrai paradis des malades algériens ; la brise de mer y souffle presque constante. Les collines auxquelles il est adossé le garantissent à la fois des froidures glacées des hauts plateaux et des haleines sablées du sirocco du désert. Les miasmes de la Mitidja ne montent pas jusqu'à ses versants éloignés, etc., etc. (Em. Carrey.)

Nous indiquerons plus tard la catégorie des valétudinaires auxquels convient ce séjour.

(3) C'est au printemps que je parcourais ces hauteurs... et la nature

nisation; Hussen-Dey, entrepôt important où les colons portent les produits de leur fertile récolte en tabac; le Hamma et ses jardins maraîchers, qui, dès le mois de décembre, versent leurs primeurs sur les halles de Paris ; enfin, la maison Carrée, ancien poste militaire (1), aujourd'hui prison réservée aux Arabes (El Harrach). De ce point on domine cette célèbre et fertile plaine de la Mitidja, dont les produits ont fait dans nos expositions, l'admiration du monde entier.

En prenant la zone supérieure des coteaux, on aperçoit le fameux fort de l'Empereur (Muley-Hassan), et les colonies délicieuses de Mustapha Supérieur et d'El-Biar.

Au delà de la colonne Voirol, les panoramas les plus brillants se déroulent devant vous. Staouéli et ses laborieux trappistes; Chéragas et ses odorantes plantations de géranium ; plus encore dans le lointain le tombeau de la Chrétienne, et la pointe de Sidi-Ferruch, où fut planté pour la première fois le drapeau de la France.

La beauté et la variété des lieux où le valétudinaire va chercher la santé, ont une influence d'autant plus précieuse que dans toutes les affections chroniques où l'organe s'altère lentement et sans secousse apparente, l'âme est disposée à la rêverie. Le calme et la satisfaction de la vie extérieure réagissent de la manière la plus favorable sur la vie intérieure, et en éloignant de son esprit toute préoccupation, le malade ne se croit pas étranger loin des lieux où l'entourait l'affectueuse protection de la famille. S'il ne trouve pas à Alger

s'y montrait alors dans toute sa splendeur. On admirait la vigueur de la végétation, le tendre éclat de la verdure, la variété des aspects, la richesse des scènes et des images, l'épaisseur des prés fleuris jetés sur la colline comme d'éblouissants tapis..... Chaque détour de la route vous conduit à des tableaux gracieux ou magnifiques ; de nombreuses villas moresques sont semées ou plutôt suspendues çà et là comme des nids dans un verdoyant feuillage. (Poujoulat.)

(1) Ce point a été jusqu'en 1840 le *nec plus ultrà* de notre occupation; aujourd'hui tout voyageur peut aller sans escorte à Laghouat ou à Ouargla.

de quoi satisfaire ses goûts artistiques, en admirant de su-
perbes cathédrales, de splendides galeries de tableaux, d'ini-
mitables chefs-d'œuvre de sculpture, il rencontrera à la fois
et une compensation et une distraction dans l'examen de
toutes ces nationalités qui se coudoient, comme pour montrer la barbarie aux prises avec la civilisation, l'idolâtrie en
face du christianisme (1).

D'après Sulszky's, les roches du Sahel de formation ter-
tiaire se composent de micaschiste, talqueux, veiné de quartz.
Les schistes s'y montrent sur certains points entre le feldspath
et le gneiss.

Les fossiles de ces roches appartiennent à des coquillages
qui habitent aujourd'hui la Méditerranée (2). La montagne
elle-même se découpe en vallées sinueuses, comme nous l'a-
vons vu, d'une beauté ravissante dont la nature calme et
pittoresque à la fois n'a pas de rivales en d'autres pays.

Le sol d'une contrée est sec ou humide: le premier, qu'il
soit sablonneux ou crayeux, permettant la prompte absorption de l'eau de pluie, convient aux natures débiles; le

<hr>

(1) Sur la promenade s'agite un singulier mélange de races aux cos-
tumes étranges et variés. La sévère simplicité du Saharien croise l'élé-
gance du Maure citadin ou la mâle et osseuse figure du Kabyle..... L'Israélite algérien, coiffé du turban, suppute avec un co-religionnaire européen les bénéfices de son négoce. Le colon de la plaine au teint flétri par
la fièvre, expose ses misères à l'artisan hâlé..... Les Mauresques voilées se
faufilent à travers la foule, la Juive pittoresque, la coquette Espagnole
avec sa gracieuse mantille, se mêlent sans s'accoster entre elles aux élé-
gantes Françaises.... (Dr A. Mitchell. *Alger, son climat, sa valeur curative*. Traduction de MM. Donop et A. Bertherand.)

(2) Le sol du Tell se compose de terrains divers appartenant à presque
toutes les époques géologiques, et contenant à peu près toutes les substances minérales ou autres qu'on rencontre dans les pays de création secondaire. (E. Carrey.)

La terre végétale est généralement plus légère sur les hauteurs que
dans les vallées et les plaines.... Le sol agraire est donc à son tour infiniment variable... . (N. Périer. *Expl. scientifique de l'Algérie*)

second d'ordinaire argileux est traversé par l'eau avec diffi-
culté ; toujours nuisible à la santé, il constitue une source
abondante de *malaria*. Celui d'Alger se trouve dans la première catégorie, il est aussi heureusement partagé au point
de vue du pouvoir absorbant de la chaleur. Ce pouvoir diffère
selon la couleur et selon la nature du sol.

M. Becquerel a noté, qu'étant représenté par 100 pour un
sable calcaire, il serait de 96 pour un siliceux, de 68 pour un
sol argileux, de 74 pour une terre crayeuse, de 64 pour celle
des jardins.

L'influence de la végétation sur le climat est des plus incontestables, les contrées dénudées sont plus sèches et plus
chaudes que celles où les bois abondent (1). Les arbres puis-
sants auxiliaires de salubrité, ont la vertu spéciale d'aspirer
l'humidité ; pourvus de feuilles et frappés par le soleil, ils
restituent à l'atmosphère l'oxygène qu'elle a perdu.

La flore des environs d'Alger rappelle beaucoup celle du
midi de la France et de l'Espagne. La végétation arborescente
(arbres et arbrisseaux) est généralement rare ; parfois pauvre,
sauvage, rabougrie, parfois brillante et majestueuse. La végétation herbacée (plantes), inférieure à la nôtre en abondance
et en durée, lui est supérieure en force et en rapidité de développement.

Notre intention n'est pas de donner ici la longue énuméra-
tion des produits du Tell algérien. Nous citerons seulement
parmi les arbres : l'olivier, l'oranger, le figuier, l'amandier,
le caroubier, le noyer, le chêne à glands doux, le néflier du
Japon, le jujubier, le pêcher, le grenadier, le frêne, le thuya,
le sorbier (2), le myrthe, le laurier-rose, le cèdre, lepin d'Alep.

Les arbrisseaux les plus importants sont la vigne, le coton-

(1) La pluie, presque inconnue en Égypte, est devenue moins rare
depuis que de grandes plantations y ont été faites.

(2) Ces deux bois sont très estimés dans l'industrie ; on en fait des
meubles charmants, des coffres très élégants.

nier, le palmier nain, le henné. Le jasmin, la cassie, le géranium donnent par la distillation des essences odorantes très estimées.

Les plantes les plus répandues sont, dans la végétation spontanée, l'alfa, le diss, l'agave ou aloès; parmi les plantes cultivées viennent en première ligne les céréales (blé tendre et blé dur, orge) (1), le lin, le chanvre qui fournit le hatchich, le tabac qui alimente la régie de plus de quatre millions de kilogrammes de feuilles. Les productions du sol sont étroitement liées à la nature des habitants; les conditions de leur acclimatement sont communes, et une admirable harmonie s'établit entre l'homme et les plantes qui l'entourent.

Par leur nature et leur nombre, elles caractérisent les divers climats; par leur situation, elles modifient les phénomènes météorologiques eux-mêmes; par leurs propriétés alimentaires, elles agissent sur la constitution de l'homme.

Les rapports entre la physionomie des flores des diverses contrées et les climats auxquels elles correspondent, sont soumis à des lois déterminées parfaitement établies dans cette géographie botanique créée par le génie de Humboldt.

§ 2. — *Les eaux, leur nature, leur distribution* (pluviométrie). — A l'influence de la structure géologique du sol sur l'organisme, se rattache naturellement l'étude de l'influence des eaux qui forment une donnée très importante dans les conditions hygiéniques d'une localité.

Nous examinerons l'eau d'Alger sous trois formes principales : mer qui baigne les côtes; sources qui alimentent

----

(1) L'Algérie exporte en bonnes années jusqu'à 600,000 hectolitres de blé. En 1855, elle en a vendu à Marseille plus de 20 millions.

En 1846, d'après notre savant confrère M. Boudin, *cette terre promise ne produisait pas même le blé nécessaire à l'alimentation de la population européenne.* Aujourd'hui, nous l'espérons du moins, il n'approuverait plus ces paroles désolantes du général Bernard : « L'Algérie est un rocher nu sur lequel il faut tout apporter, excepté l'air et l'eau. »

l'homme ; vapeurs répandues dans l'atmosphère qui se résolvent en pluie.

La Méditerranée influe d'une manière sensible sur le climat, c'est elle qui en été envoie à travers le Tell la brise de mer qui tempère si notablement la chaleur du jour.

L'océan Atlantique, quoique distant, fait aussi sentir son influence sur toute la région. Les vapeurs que le soleil enlève à ces vastes étendues, condensées sous la forme de nuages dans les parties hautes de l'atmosphère, sont ensuite jetées par les vents d'ouest, sur les premières terres qu'elles rencontrent. Cette évaporation incessante explique aussi la fréquence de la rosée nocturne, puisque le rayonnement terrestre opère au coucher du soleil une condensation de la vapeur vésiculeuse suspendue dans l'atmosphère.

C'est du coteau qu'El-Biar occupe que proviennent une partie des sources qui alimentent la ville ; les autres arrivent à la porte d'Isly, sous les noms de fontaines du Hamma, de la grotte du petit Marabout, de la fontaine Bleue. De magnifiques aqueducs distribuent ces eaux limpides et fraîches, digestibles, réunissant en un mot toutes les qualités des eaux potables. Quoique renfermant des sels calcaires, elles cuisent bien les légumes et dissolvent parfaitement le savon.

Voici une analyse de M. de Marigny :

Sur 1,000 grammes :

Chlorure de sodium. . . .	0,0926
— de magnésium. .	0,0382
— de calcium. . . .	0,0096
Nitrate de soude.	0,0737
Sulfate de chaux.	0,0244
Carbonate de chaux. . . .	0,2300
— de magnésie. . .	0,0189
Oxyde ferrique.	0,0100
Silice gélatineuse.	0,0150
Total. .	0,5127

A 3 kilomètres d'Alger, sourdent, dans le Frais-Vallon, les eaux alcalines ferrugineuses d'Oioun Sek-Hahna.

Le savant pharmacien en chef de l'armée, le docteur Millon, vient de découvrir dans une des vallées de la Bouzaréah une eau ferrugineuse manganésifère destinée à beaucoup d'avenir.

Le cours d'eau le plus important dans les environs, c'est la rivière de El-Arrach qui se jette dans la mer entre Hussein-Dey et la Maison carrée ; desséchée en été, elle déborde en hiver comme un vrai torrent. Son lit est sablonneux, ses bords fertiles. On devine son passage sinueux dans la plaine de la Mitidjà à la verdure des plantes qui l'entourent.

Dans les habitations et principalement dans les maisons mauresques, il existe des citernes et des puits, variant en importance et en profondeur suivant la nature des terrains voisins.

L'hydrométéore essentiellement lié à la nature des climats c'est la pluie.

Les pluies, par leur durée, leur intermittence ou leur continuité, impriment à l'atmosphère des qualités particulières qui modifient plus ou moins profondément le jeu physiologique de tous les organes de l'économie.

Les averses d'été, par exemple, répandent une douce fraîcheur, et modèrent la surexcitation amenée par d'accablantes chaleurs; les pluies froides de l'automne, en portant l'atmosphère à son maximum d'hygrométrie, produisent tous les fâcheux effets de l'humidité.

M. de Gasparin a calculé très approximativement les quantités moyennes de pluie tombées en Europe dans les diverses saisons. Il a démontré que les pluies d'automne (1) prédo-

		mill.	
(1) France méridionale :	Hiver. . . .	195,2	Moyenne
—	Printemps..	194,2	de l'année entière :
—	Été.	133,0	mill.
—	Automne. .	291,0	804,3

Kaemtz a établi que la distribution des pluies dans les différentes contrées tient principalement à la direction et à la nature des vents.

minent sur les pluies d'été dans toutes les régions situées sur les bords de la Méditerranée. L'Algérie offre en effet l'exemple d'un mode de pluie opposé à celui des contrées du Nord ; la pluie y tombe principalement en averses de courte durée, mais répétées et abondantes, la condensation de la vapeur d'eau semble se faire dans une couche de nuages élevés, l'atmosphère s'obscurcit instantanément et de fortes averses, à grosses gouttes d'eau, fondent à l'improviste sur la ville et en balayent la voie (1).

Dès que l'ondée a cessé, les rues sont à peu près sèches et le valétudinaire peut sortir et continuer son exercice en plein air. MM. Don, Bourget et Humbert ont recueilli les renseignements les plus satisfaisants sur cet important phénomène. D'après leurs données, l'année doit être divisée en deux saisons : l'une, pluvieuse, comprenant les mois de novembre, décembre, janvier, février, mars, avril ; l'autre sèche, mai, juin, juillet, août, septembre et octobre (2).

Il résulte d'un travail très consciencieux de M. Don que le rapport entre le nombre des jours de pluie et celui des nuits est :: 117 : 100, tandis que les quantités de pluie tombée pendant les jours et les nuits sont entre elles :: 100 : 110.

Cet excès des pluies nocturnes sur les diurnes, porterait presque entièrement sur les mois d'octobre et de mai; pendant les autres mois de l'année, le rapport des unes aux autres resterait à peu près le même.

(1) « En Algérie, un nuage vient, il se juge tout de suite ; le soleil le dissipe, ou bien il tombe *comme une masse.* » Et plus loin : « Sitôt que les larges gouttes de cette pluie touchent le sol elles sont renvoyées en vapeur dans l'air. » (Dr Martin.)

(2) L'hiver et ses pluies s'annoncent généralement par des temps lourds, une atmosphère chargée d'humidité, un ciel gris plombé. Les brises viennent de l'ouest, la pluie débute par un ou plusieurs orages; survient ensuite toute une période dans laquelle se succèdent des averses torrentielles. séparées par des intervalles de calme et souvent de beau temps... Jamais un valétudinaire ne sera confiné plus de cinq à six jours chez lui, etc. (Dr Kolb., *Hygiène de l'Algérie.*)

Quelle est la quantité moyenne de pluie tombée à Alger dans une année?

Quelle est la moyenne des jours de pluie?

D'après M. Mac-Carthy, dix-neuf années donnent pour quantité moyenne :

En hiver, d'octobre à juin. . . 760 à 770 mill.
Dans la période d'été. . . . . 170 à 180
Total. . . . . . 930 à 950 mill.

M. Mitchell, d'après les calculs des observateurs cités plus haut (M. Don et autres, 16 ans) (1), prend le chiffre 903 millimètres 50, en 95 jours de pluie.

La *Revue algérienne et coloniale* (16 ans, — période de 1848 à 1859), moyenne de pluie, 860^{mm},82, en 97 jours.

Nous adopterons naturellement les chiffres consignés dans le tableau n° 1, dressé par les soins du docteur Lauras, et publié dans le *Bulletin de la Société d'agriculture d'Alger*. Son relevé portait sur vingt années, de 1838 à 1857. Nous avons ajouté les observations faites à l'arsenal d'artillerie pendant les années 1858 et 1859, et nous nous sommes ainsi trouvé en présence d'une période de vingt-deux années (2).

Dans le tableau n° 5, qui comprend une période de quatre années, 1856-59, nous avons mis en regard : les

(1) Répartition des mois en trimestres (M. Don) :

	trimestre.	semestre.	année.
1. Décembre à février.	43^c,350	62^c,820	
2. Mars à mai.	19 ,470		90^c,440
3. Juin à août.	2 ,170	27^c,620	
4. Septembre à décembre. . .	25 ,470		

(2) Pour ces résultats comme pour ceux que nous enregistrerons plus bas (thermomètre, baromètre, etc.) nous n'avons pas l'intention de les comparer à ceux plus ou moins officiels qui ont été donnés dans d'autres publications et d'en discuter la valeur. Cela nous mènerait trop loin, et d'ailleurs toutes ces différences n'ont qu'une importance secondaire au point de vue de notre étude.

vents, les jours de beau temps, les jours de pluie et la quantité d'eau tombée.

mill.

'Quantité minimum 557,90 en 1849.
Quantité maximum 1084, 0 en 1859.
Moyenne   810,14

Nombre de jours de pluie minimum   52 jours en 1858.
—   —   maximum 107 —   en 1857.
Moyenne   87,5 jours.

En thèse générale, le nombre des jours de pluie va en diminuant du nord au sud, tandis que la quantité d'eau qui tombe est plus considérable à mesure que l'on s'approche de l'équateur.

§ 3. — *L'atmosphère, les vents, la température, l'électricité*, etc., etc. — *a. État de l'air.* On donne le nom d'atmosphère à cette masse d'air qui entoure la terre de tous côtés, et dans laquelle s'agitent tous les êtres vivants répandus sur sa surface ; dans cet immense réservoir, les plantes et les animaux puisent leur *pabulum vitæ*, c'est-à-dire l'acide carbonique pour les premiers, l'oxygène pour les seconds.

L'homme est donc lié à l'atmosphère par des rapports nécessaires, non interrompus. Les divers principes qui le constituent, constants (électricité, lumière, chaleur, etc.), ou accidentels (miasmes, émanations délétères), agissent d'une manière immédiate sur l'organisme.

Si la pureté de l'air est nécessaire à l'homme dans son état physiologique, elle doit être bien plus essentielle au valétudinaire : dans toutes les phases de la maladie, une atmosphère limpide, un ciel sans nuages exercent sur nos fonctions une influence bienfaisante qu'on ne saurait trop apprécier. Qu'y a-t-il de comparable à la gaieté et à la liberté d'esprit que donne un beau jour de soleil ?

On sait aujourd'hui combien l'atmosphère viciée des centres de populations industrielles augmente la mortalité des villes relativement à celle des campagnes ; on a remarqué la nocivité de l'air qui traverse des plaines couvertes de détritus de matières organiques, on a constaté chez des milliers de malades la véritable oppression produite par les brouillards.

L'atmosphère est presque toujours d'une admirable pureté à Alger : l'éclatante couleur du ciel, l'éblouissante splendeur de l'air rappellent les atmosphères équatoriales avec leur azur vif et lumineux.

Le capitaine Rozet a compté jusqu'a 233 jours de beau temps dans une année.

Le docteur Mitchell, que nous avons déjà cité, et dont nous aurons à invoquer plus d'une fois le témoignage dans le cours de ce travail, a relevé sur le *livre de navigation* du port d'Alger, les observations faites dans la baie trois fois le jour en 1844 sur l'état du ciel et de la mer. Sur 1000 observations :

Le ciel fut calme et serein. . .	668,5
— couvert et sombre. .	310,6
— brumeux.	20,9
La mer fut calme.	541,9
— grosse.	382,5
— agitée par la tempête.	75,6

Le tableau n° 5 donne pour 4 ans 771 jours de beau temps, soit une moyenne de 192 jours par année, soit encore 52,8 sur 100.

En regard, 333 jours de pluie, ou 83 par an, ou 22,8 sur 100.

Nous ne nous appesantirons pas sur l'influence bienfaisante et l'action énergique que la lumière exerce sur l'économie animale (1). Dans son voyage aux régions équinoxiales, l'illustre de Humboldt, avait constaté que l'action de la lumière sur la

____

(1) Parmi les corps célestes qui éclairent notre atmosphère, le soleil et les étoiles sont lumineux par eux-mêmes ; ce sont nos sources permanentes de lumière. La lumière se transmet du soleil à la terre, et dans sa marche phénoménale elle communique aux couches supérieures de l'atmosphère

peau contribuait à donner au corps des muscles charnus et
des formes arrondies. Il n'avait trouvé que peu ou point de
difformités chez les Caraïbes, les Indiens et autres peuples
ayant le système dermoïde fortement coloré.

b. Température (*thermométrie*). — L'air atmosphérique contient du calorique libre et du calorique à l'état latent.

La source principale de la chaleur universelle réside dans
l'action du soleil, et varie suivant la hauteur de cet astre au-
dessus de l'horizon. L'influence de cette chaleur solaire diminue à mesure que la latitude augmente, et sir Herschell qui,
au cap de Bonne-Espérance, avait vu le thermomètre monter
à 48°,3 sous l'action directe des rayons solaires, n'a trouvé en
Europe que le chiffre 29° 1/2.

On appelle température, l'impression plus ou moins sensible que fait éprouver au corps humain la masse d'air qui l'envi-
ronne, selon qu'elle est plus ou moins chargée de chaleur :
Cette impression se mesure par le thermomètre. La température d'un lieu, c'est par conséquent la valeur numérique,
exprimée en degrés de l'échelle thermométrique, de la quantité de chaleur contenue dans l'air de ce lieu.

Dans la constitution des climats, l'élément qui domine tous
les autres, c'est la température ; ses variations déterminent
presque à elles seules les autres phénomènes météorologiques ;
mais cette influence générale en modifiant l'atmosphère aussi
bien que la terre, ses productions végétales et animales, reçoit
à son tour des modifications très profondes capables de dé-
placer la latitude et de transporter un climat chaud dans
une région froide et *vice versâ*.

De Humboldt, le premier, pour figurer la distribution de la

la teinte azurée dont les variations d'intensité sont mesurables au moyen
du cyanomètre de Saussure.

L'intensité de la lumière au cap de Bonne-Espérance, comparée à celle
d'un jour pur en Angleterre, donne, d'après Herschell, le rapport de
44 à 17.

température sur tous les points de l'univers a déterminé des zones de chaleur représentées par des lignes qu'il a appelées *isothermes* ou d'égale chaleur annuelle. Le tracé des lignes *isothères* ou d'égale chaleur d'été, et des lignes *isochimènes* ou d'égale chaleur d'hiver a complété cette création si utile pour l'étude de la climatologie médicale.

Il faut observer la température de l'air ambiant à la surface du sol où existe le maximum de chaleur, et au-dessus de ce même sol où elle diminue au fur et à mesure que l'on s'élève dans l'atmosphère ; car, en raison de sa diathermanéité, l'air ne peut-être échauffé directement par les rayons solaires.

Après la latitude et l'altitude, les circonstances qui agissent le plus activement sur la température sont : l'égalité de durée des jours et des nuits, le voisinage des mers, la nature et la direction des vents.

D'après ce que nous venons de dire, il y aura nécessairement dans la température d'un lieu un minimum et un maximum de chaleur. Pour Kaemtz, le minimum (le thermomètre étant tourné vers le nord), a lieu une demi-heure avant le lever du soleil ; le maximum, vers deux heures de l'après-midi, un peu plus tôt en hiver, un peu plus tard en été.

La température moyenne du jour s'obtient en prenant la moyenne de ces deux degrés extrêmes, et la température à une autre heure du matin ou du soir.

La température prise à 9 h. du matin, à midi, à 3 h. et à 9 h. du soir, donne une moyenne équivalente à la moyenne des 24 heures (1).

La température moyenne mensuelle s'établit en prenant la moyenne des températures moyennes des trente jours du mois, et la connaissance de ces températures moyennes des mois conduit par le même procédé à celle de la moyenne annuelle.

---

(1) Kaemtz prend pour la moyenne le quart de la somme trouvée, en additionnant les quatre observations thermométriques de 4 et 10 heures du matin, 4 et 10 heures du soir.

La température moyenne annuelle d'un lieu, c'est donc l'expression dernière représentée par un seul chiffre, de toutes les influences climatologiques auxquelles ce lieu se trouve soumis. Dans les rapports desdites influences avec les manifestations morbides, il faut en outre enregistrer exactement les limites extrêmes de la température, car c'est précisément dans ces variations brusques et instantanées que résident les principales causes de la plupart de nos maladies.

Les mutations atmosphériques que détermine la périodicité annuelle de la température, constituent dans leur succession régulière, les saisons.

Passons en revue les résultats des observations thermométriques faites à Alger dans la période de 22 ans indiquée plus haut, et qui sont résumées dans le tableau n° 1.

1° Température moyenne de chaque mois :

Janvier.	. + 13,22		Juillet. . .	+ 25,61
Février.	. + 13,45		Août. . . .	+ 26,39
Mars. .	. + 14,85		Septembre.	+ 24,31
Avril. .	. + 16,92		Octobre. .	+ 21,46
Mai. . .	. + 19,56		Novembre.	+ 17,38
Juin. .	. . + 22,88		Décembre.	+ 14,19

2° Température moyenne de chaque saison :

Printemps	22 mars au 21 juin	92 jours	21 heures	+ 19°,78
Été. . .	21 juin au 23 sept.	93 »	14 »	+ 25°,43
Automne .	23 sept. au 22 déc.	89 »	17 »	+ 17°,67
Hiver. . .	22 déc. au 22 mars	89 »	7 »	+ 13°,84

3° Température moyenne de l'année, + 19°,17 (1).

A l'exception de l'année 1839, où cette moyenne a été de + 17°,37, et de l'année 1841, où elle s'est élevée à + 21°,38, l'oscillation de la température moyenne de l'année a varié de + 18° à + 20° pendant ces 22 ans (1838 à 1859).

(1) Le Dr Mitchell la porte à 20°,63 ; la *Revue algérienne et coloniale* à 19°,70.

4° Différence de température moyenne entre l'été et l'hiver = 11°,38.

5° Différence entre les moyennes des saisons successives :

Entre le printemps et l'été. . . . . 5°,65
» l'été et l'automne. . . . . . 7°,76
» l'automne et l'hiver. . . . . 3°,83
» l'hiver et le printemps. . . . 5°,94

6° Différence entre les moyennes des mois le plus froid et le plus chaud :

Le plus froid (janvier). . . . 13°,22 } écart, 13°,17
Le plus chaud (août). . . . . 26°,39 }

7° Différence entre les températures moyennes des mois consécutifs :

Entre janvier et février. . . . . . — 0°,23
» février et mars. . . . . . . — 1°,40
» mars et avril. . . . . — 2°,07
» avril et mai. . . . . — 2°,64
» mai et juin. . . . . — 3°,32
» juin et juillet. . . . . — 2°,73
» juillet et août. . . . . — 1°,38
» août et septembre. . . . . . + 2°,08
» septembre et octobre. . . . . + 3°,05
» octobre et novembre. . . . . + 4°,08
» novembre et décembre. . . . + 3°,29
» décembre et janvier. . . . . + 0°,87

Le docteur Collardot, dans sa thèse (*Aperçu sur le climat d'Alger*), fait une remarque qu'il croit importante au point de vue de l'hygiène et de la pathologie. Il constate un accroissement progressif de trois en trois degrés du mois d'avril au mois d'août, sommet de l'échelle thermométrique, et une diminution également uniforme de trois en trois degrés environ, de ce point le plus élevé à la température la plus basse qui correspond à l'hiver.

Les chiffres ci-dessus ne comportent pas cette régularité,

soit dans l'augmentation, soit dans la diminution de la température.

8° Différence moyenne des mois consécutifs = 2°,47.

9° Moyenne des minima en janvier, 9°,35.

Moyenne des maxima en août, 28°,78 (1).

10° Plus grand écart entre le minimum 2° et le maximum 40°,10, soit 38°,10. (Voir le tableau n° 2.)

D'après la marche qu'affecte la température dans ces divers aperçus, il vaut mieux diviser l'année en deux saisons :

$$\text{La tempérée} \left\{ \begin{matrix} \text{printemps} & 19°,78 \\ \text{hiver. . .} & 13°,84 \end{matrix} \right\} 16°,81 \left. \begin{matrix} \ \\ \ \\ \ \\ \ \end{matrix} \right\} 19°,17$$
$$\text{La chaude. .} \left\{ \begin{matrix} \text{été. . . .} & 25°,43 \\ \text{automne .} & 17°,67 \end{matrix} \right\} 21°,55$$

Dès les premières années de l'occupation française, les docteurs Monnart et Antonini, guidés par l'observation, avaient fort judicieusement divisé le climat d'Alger en deux saisons ; l'une chaude et sèche, l'autre tempérée et humide.

MM. Martin et Foley, dans leur *Histoire statistique de la colonisation algérienne*, voulant tenir compte de la période presque constamment pluvieuse de la saison tempérée, ont admis trois saisons pour l'année entière :

1° L'été, qui comprend les mois de juillet, août, septembre et octobre;

2° L'hiver, qui correspond au mois de novembre, décembre, janvier et février ;

3° Le printemps, représenté par les mois de mars, avril, mai et juin.

D'après tout ce qui précède, nous sommes autorisé à admettre que l'Algérie, par sa position géographique, occupe la limite qui sépare les latitudes chaudes des latitudes tempé-

____

(1) *Revue algérienne et coloniale.*

Température moyenne des minima en janvier. . .   9°,60

—   moyenne des maxima en août. . . . 30°,59

rées. Son climat, participant des caractères qui appartiennent à chacune de ces zones, doit rappeler celui de l'Italie, de l'Espagne, de la France méridionale, tout en ayant une température plus élevée (1).

Quant au climat même d'Alger, nous le dirons doux et tempéré, et nous reconnaîtrons avec le célèbre climatologiste anglais, sir James Clarke, qu'il est plus chaud et plus constant que celui des autres stations de la Méditerranée (Marseille, Nice, Gènes et Naples). Toutefois, nous devons signaler un fait climatologique d'une grande importance et sur lequel nous reviendrons dans le troisième chapitre, c'est-à-dire les vicissitudes atmosphériques que l'on éprouve à certains moments du jour. Brusques et instantanées, elles sont rarement en rapport avec les degrés de température indiqués par le thermomètre, et avec les oscillations de la colonne mercurielle du baromètre.

Cette discordance entre la température réelle et la sensation de froid éprouvée par l'individu, tient-elle à des conditions locales, ou dépend-elle de quelques éléments non-

(1) M. Mac-Carthy reconnaît en Algérie quatre climats.

1° Climat de la côte qui subit à un haut degré l'influence de la mer :

Saison fraîche (nov. à avril). Moyenne, $+ 14°,5$; maximum, 21° ; minimum, 8°.

Saison chaude (mai à octobre) : Moyenne, $+ 22°$; maximum, 30° ; minimum, 15°.

2° Climat des plateaux intérieurs du Tell où l'influence de la mer ne joue qu'un rôle secondaire.

Moyenne annuelle, $+ 16°$; maximum, 35° ; minimum, 0.

3° Climat des steppes où l'influence d'une position continentale domine toutes les autres.

4° Climat sah'arien qui doit à la nature et à la vaste étendue du désert de Sah'ara une physionomie toute particulière.

Ce climat n'a d'analogue dans aucune contrée du globe. D'après les observations faites à Biskra, la moyenne de l'hiver y est de $+ 11°.4$; celle de l'été, de 33°.

Moyenne annuelle, $+ 21°,5$; minimum, 0 ; maximum, 48°.

Les températures $+ 45°$ y sont assez fréquentes.

veaux répandus dans l'atmosphère? Nous ne saurions le déterminer; toujours est-il que par les journées d'hiver les plus belles, les plus calmes en apparence, en nous promenant sur la place du Gouvernement, entre quatre et cinq heures de l'après-midi, nous étions saisi par une impression de froid, plus ou moins humide qui nous forçait à nous couvrir plus chaudement; lorsqu'il régnait un peu de vent, que le ciel était sombre ou nuageux, nous avons dû nous réfugier dans l'intérieur de la ville à l'abri des arcades. Deux heures après, on retrouvait sur cette même place la température du milieu de la journée.

Bien souvent, en Italie et en Corse, nous avions constaté un changement de température dans l'atmosphère, au moment où le soleil va disparaître de l'horizon, mais jamais ces variations pour ainsi dire régulières ne nous avaient présenté les caractères que nous venons d'indiquer plus haut (1).

Le tableau n°.3 donne le chiffre 1°,8 pour moyenne des variations diurnes de l'année. Le maximum de variation entre deux jours consécutifs calculé par M. Mitchel en 1853, a été de 4 degrés. Cet écart ne s'est présenté que quatre fois dans l'année, tandis qu'on a pu observer fréquemment plusieurs jours consécutifs à température égale.

De toutes les conditions de l'air atmosphérique, nulle n'est aussi préjudiciable aux phthisiques que les vicissitudes continuelles de la température; à n'importe quelle période, dans n'importe quelles circonstances; ce qui leur est avant tout nécessaire, c'est une température égale et uniforme.

c. État d'humidité (hygrométrie). — Tous les climatologistes modernes ont reconnu que l'humidité de l'air ou sa

(1) C'est que nous ne jugeons de ces influences de chaleur et de froid que par leurs relations avec les températures dont nous avons contracté l'habitude : et c'est que, d'autre part, les témoignages de nos sens ne s'accordent que bien rarement avec les indications fournies par les instruments de météorologie. (N. Périer, *Expl. scient. de l'Algérie.*)

sécheresse occupe parmi les agents climatériques un rang presque égal à celui de la température.

La quantité d'eau à l'état de vapeur répandue constamment dans l'air est représentée par la quantité moyenne de 0,0142 de son poids.

On appelle état hygrométrique de l'air le rapport entre la quantité de vapeur d'eau contenue dans l'air, et celle qui s'y trouverait au point de saturation (1).

Etroitement lié à la température et presque sous sa dépendance, l'état hygrométrique joue un rôle très important dans l'étiologie des maladies, et dans l'influence des divers climats sur l'organisme. Il faut bien se rappeler que ce n'est point par sa quantité absolue de vapeur d'eau que l'air produit sur notre corps la sensation d'humidité; l'air paraît sec tant que la quantité de vapeur qu'il retient reste au-dessous du maximum de saturation dépendant de la température.

La quantité de vapeurs contenues dans l'air à un moment donné, est une des causes principales qui modifient la transpiration, soit pulmonaire, soit cutanée.

L'air chaud et humide exerce sur l'ensemble des fonctions une action débilitante.

L'air vital est actif et tonique avec la sécheresse. C'est surtout dans les affections de poitrine qu'il faut tenir compte de ces conditions.

Quand les poumons sont sains et qu'il faut donner plus d'énergie aux organes, plus de richesse au sang artériel, l'absence de vapeur d'eau dans le fluide respiratoire lui imprime cette puissance de ressort et cette contractilité qui lui sont nécessaires, mais lorsqu'il y a lésion plus ou moins profonde, état subinflammatoire des tissus environnants, ou même ce

(1) Quatre méthodes diverses servent à le déterminer. Elles sont toutes assez compliquées, mais l'hygromètre Saussure (à cheveu ou par absorption) fournit des indications suffisantes pour les recherches médicales.

que l'on appelle vulgairement délicatesse des poumons, le concours de l'humidité est indispensable pour modifier l'air oxygéné très actif de sa nature.

Le docteur Daniel observe qu'il est des jours où les hommes les plus robustes éprouvent de l'oppression et de la langueur, tandis que dans d'autres, ils ont le sentiment d'une exaltation vitale, d'une énergie musculaire exagérée. Ces effets s'expliquent naturellement par l'obstruction, ou la plus grande activité de la transpiration insensible du corps ; favorisée par un air sec, elle est contrariée par un air surchargé de vapeur aqueuse.

Qui ne sait qu'une chaude brise de mer est souvent efficace pour certains malades affectés de tubercules, tandis qu'elle est oppressive et malsaine pour des individus qui jouissent d'une parfaite santé.

J. Clarke, de son côté, considère l'humidité comme l'une des qualités physiques de l'air qui sont le plus nuisibles à la vie humaine. Après avoir reconnu cette qualité (moiteur de l'air) dans l'atmosphère romaine, le savant médecin lui attribue une supériorité d'influence sur les climats de la Péninsule, et il lui rattache des effets physiologiques qui ne sont pas sans intérêt pour l'histoire des variations que la race a subies.

Depuis longtemps nous avions vérifié l'importance de cette condition spéciale de l'atmosphère, et dans notre mémoire (*Influence des pays chauds sur la marche de la tuberculisation*) nous avions insisté sur ce point en ces termes : « Une atmosphère moite et humide réprime l'évaporation du corps, les conditions contraires l'activent : un phthisique débilité, languissant, avec sécrétions et exhalations profuses, réclame avec raison un climat sec ; un phthisique doué d'une activité exagérée des fonctions demande un climat doux et humide. »

Toutefois, il ne faut jamais oublier que les fonctions de la peau sont aussi complexes que variées, et qu'en les amenant à un état de surexcitation dans un sens, on les affecte dans un sens opposé : l'augmentation de poids que le corps acquiert en une heure en passant d'un air sec dans un air humide, a été évaluée'à 500 grammes environ.

Le degré d'humidité de l'air varie suivant plusieurs causes : il augmente à mesure que la température diminue de l'équateur au pôle, et à température égale, il est influencé par le voisinage des côtes.

On n'a pas encore exactement déterminé les variations qui dépendent de l'altitude, et celles, plus incertaines encore, dues à l'influence des vents (1).

Indépendamment de ces conditions générales qui varient sur les divers points du globe, il existe d'autres causes de variations par le fait des changements de saison, et de la révolution régulière des jours et des nuits.

D'après les observations de Kaemtz, on voit qu'en hiver la tension de la vapeur est moindre qu'en été, mais l'humidité y est à son maximum, et *vice versâ*.

C'est à midi que l'air est le plus sec, il l'est moins pendant la nuit.

L'eau atmosphérique ne reste pas toujours à l'état de vapeur invisible, elle se condense sous forme de vésicules creuses remplies d'air saturé ou sous forme de gouttelettes, et donne ainsi naissance à divers météores aqueux, et spécialement aux brouillards, à la rosée.

La formation des brouillards a lieu plus fréquemment dans la saison chaude. Le professeur Martins établit que le voisinage de la mer, des rivières et des montagnes, les rend plus communs.

La rosée se forme en général toute la nuit, mais en plus grande abondance, de minuit au lever du soleil, parce que

---

(1) Les conditions de l'extrême sécheresse se rencontreront dans les climats continentaux très éloignés de la mer, très élevés, isolés par de hautes chaînes de montagnes. (De Humboldt.)

cette deuxième partie de la nuit est plus froide que la première (1).

Malgré toute l'importance que nous venons d'assigner à l'état hygrométrique de l'air, nous avons le regret de ne pouvoir enregistrer, pour ce qui concerne la ville d'Alger, ni des observations nombreuses, ni des observations précises.

L'arsenal d'artillerie, qui relève avec la plus grande exactitude (par les soins de M. Garduit, sous la haute direction du capitaine Humbert) les observations météorologiques relatives à la température, à la pression atmosphérique, à la pluviométrie, à l'ozonométrie, à la direction des vents, ne semble posséder que pour la forme un hygromètre Regnault, et l'astronome distingué, M. Bulard, qui vient d'installer au haut de la Bouzaréah un observatoire des plus intéressants et qui constate l'état hygrométrique de l'air au moyen du thermomètre mouillé, ne pourra nous communiquer que dans quelques mois les résultats obtenus.

Nous en sommes réduit à quelques observations faites par notre excellent confrère le docteur E. Millon avec un hygromètre Saussure, et à celles du docteur Mittchell, entreprises pendant les mois de mars, avril et juin 1855 avec un hygromètre Regnault (10 h. du matin; 4 et 10 h. du soir).

« L'atmosphère, pendant le laps de temps indiqué, était plus sèche et plus éloignée de la saturation à quatre heures qu'à 10 heures du soir. Entre ces deux heures extrêmes, il n'y avait presque pas de différence.

» Pendant toute la durée des expériences, pour les trois observations, la moyenne de la diminution de température jusqu'au dépôt de la rosée, a été de 4°,66. Toujours la température de l'air était au moins supérieure de 2°,22 à celle du point de rosée, de sorte que, au moment des expériences,

____

(1) La rosée est d'autant plus abondante que le refroidissement des couches atmosphériques inférieures est porté plus loin, et que le sol se trouve dans les conditions d'un rayonnement plus grand. (N. Périer.)

il n'y avait jamais de dépôt préalable de rosée. L'abaissement de température peut être estimé de 2°,22 à 8°,33 ; dans une seule occasion, sous l'influence du sirocco, il a été de 12°,22. »

De ces relevés hygrométriques, le docteur Mitchell conclut que le climat d'Alger est sec et fortifiant; que du reste, si l'on prend de l'exercice, quelque abondante que soit la transpiration sous l'action de la chaleur atmosphérique, l'énergie et la rapidité de l'évaporation sont telles que jamais il n'en résulte d'accablement.

M. Collardot fait observer que les Européens en arrivant à Alger sont forcés de renoncer à l'activité qu'ils avaient en France, et que dans les mois de chaleur, il est dangereux de se livrer à un travail assidu, soit physique, soit intellectuel.

Nous partageons entièrement cette opinion. En 1857 comme en 1859, nous avons éprouvé les effets de ce sentiment de paresse qui vous pousse à l'inaction, au *dolce far niente* des Italiens. Même dans les mois d'hiver, il est des jours où il est indispensable de prendre quelque léger tonique ou quelque excitant diffusible (café, thé ou eau-de-vie). En été, en dehors même de l'influence du vent du désert, il y a une tendance à l'accablement, moins encore par le fait de l'élévation de la température que par la longue suite des journées chaudes.

Nous pensons en conséquence que le climat d'Alger est sec, mais nous ne pouvons admettre avec M. Mitchell, qu'il soit fortifiant d'une manière absolue.

Les brouillards sont excessivement rares dans la ville et très peu denses, leur formation a lieu plus fréquemment dans la saison chaude. Ils se manifestent par une brume sur la mer, et une couche de vapeurs légères qui s'étendent de huit à neuf heures du matin sur la plaine de la Mitidja.

La rosée se produit rarement à Alger pendant l'hiver et le printemps ; elle est plus fréquente durant la saison chaude et très abondante pendant les grandes chaleurs. D'après ce que

nous avons dit plus haut sur les lois de la production de ce
météore, on conçoit les conditions fàvorables qu'il rencontre
dans un ciel pur et une atmosphère calme, au moment où la
brise de mer cesse pour être remplacée par le vent de terre.

d. *Pression atmosphérique (baromètre).* — L'atmosphère
dans laquelle l'homme vit et se développe doit agir sur lui,
non seulement par le plus ou moins de chaleur qui l'anime,
par le plus ou moins d'humidité qu'elle contient, mais encore
par le poids que le corps supporte. Ce poids à la pression
ordinaire de 0,76ᶜ est évalué pour un homme de taille
moyenne à 16000 kilogrammes.

Les variations de pression sont indiquées par le baromètre
en tenant compte de l'état hygrométrique, de la température,
et la moyenne arithmétique de trois observations faites à neuf
heures du matin, trois et cinq heures du soir, est sensiblement
égale à la pression barométrique moyenne de la journée.

Les effets que le poids de l'air produit sur l'organisme vi-
vant sont trop considérables pour que les influences capables
de le modifier ne soient pas attentivement étudiées ; indépendamment de la chaleur et de l'humidité, à l'abaissement de
2 centimètres de la colonne mercurielle correspond une diminution de poids de plus de 150 kilos. Cette circonstance
provoque l'évaporation et rend l'air plus sec et plus froid. On
comprend que ces conditions doivent être utiles pour les valétudinaires qui ont une constitution débile, avec abondante
expectoration, mais au moins nuisibles pour les individus
chez lesquels il existe une tendance naturelle à la congestion
ou à l'irritation.

Dans ces évaluations, il faut distinguer avec soin la diminution permanente de la pression suivant chaque localité, des
variations soudaines ou même des oscillations régulières du
baromètre.

Les lieux habités sont placés à des hauteurs très diverses,
et leurs populations sont soumises normalement à des pres-

sions extérieures très différentes : ainsi, pendant qu'au bord
de la mer, le baromètre étant à 760 millimètres, la pression
par centimètre carré est calculée à 1033 grammes, à Paris
elle n'est plus que de 1028 grammes, la colonne mercurielle étant à 756 ; à Quito, elle descend à 752 grammes.

Localités.	Hauteur du baromètre.	Pression par centimètre carré.
Bords de la mer.	760 millim.	1,033 grammes.
Paris.	756 —	1,028 —
Quito.	553 —	752 —
Antisana. . . .	470 —	639 —

Et cependant, malgré cette énorme différence, les êtres organisés sont aussi bien portants à Antisana qu'à Paris : il faut
donc admettre en principe que la diversité de pression
moyenne ne constitue qu'un caractère secondaire des climats (1).

Quelle est l'influence des oscillations régulières et des variations soudaines ?

Kaemtz a constaté : 1° que les oscillations barométriques
ont d'autant plus d'étendue que les changements thermométriques sont plus grands ; 2° que ces oscillations inverses de
la pression atmosphérique et de la température sont le plus
souvent en rapport avec les changements de vents (2).

A Alger, les vents du nord déterminent, en effet, la plus
grande élévation de la colonne mercurielle et les vents d'ouest
la plus grande dépression. Cette colonne mercurielle est en

(1) Le professeur Gavarret a donné une explication de ces phénomènes.
Pour lui, les vrais dangers de la diminution de la pression extérieure
viennent du dégagement des gaz normalement dissous dans le sang. Chez
les êtres qui vivent habituellement sous une pression atmosphérique très
faible, la proportion des gaz du sang se modifie de manière à se mettre
en équilibre avec les pressions extérieures et à faire ainsi disparaître toute
cause de perturbation.

(2) Maximum avec les vents du Nord et de l'intérieur des continents ;
minimum quand ils viennent de l'équateur ou de la mer.

général beaucoup plus haute dans la saison fraîche (voir le tableau 4).

En hiver, elle atteint souvent une élévation très considérable, 780 à 785 millimètres ; à cette même époque, sa marche est très irrégulière et la limite de ses excursions est de 25 à 28 millimètres.

En été, elle est très calme, conserve sa hauteur moyenne, et varie très peu en dehors d'influences exceptionnelles, comme le sirocco par exemple qui la fait baisser de 10 à 12 millimètres.

Par conséquent, la pression atmosphérique est la plus forte lorsque le soleil se trouve sous le tropique sud, c'est-à-dire pendant les mois d'hiver ; elle devient la plus faible lorsque le soleil est sur le tropique nord, c'est-à-dire pendant les mois d'été.

Les mouvements diurnes, à heures fixes, proviennent de la position du soleil dans le plan de l'écliptique ; ils sont plus constants et plus réguliers que les mouvements annuels.

D'après les calculs du capitaine Humbert et du docteur Mitchell, le maximum arrive un peu après dix heures du matin, et le minimum un peu après quatre heures du soir.

En étudiant attentivement les tableaux 1 et 4, nous sommes forcé de reconnaître avec le docteur Lauras que la pression barométrique depuis si longtemps consultée pour pénétrer les secrets de la pluie ou du beau temps, déjoue à Alger comme partout le calcul qui résulte de ces nombreuses observations, si on veut leur donner une valeur absolue.

Les oscillations du baromètre se rencontrent assez souvent, il est vrai, avec les signes qu'on a cru devoir leur attribuer, mais aussi souvent au moins ces oscillations sont trompeuses.

En comparant les moyennes des mois, on trouve qu'elles sont plus élevées précisément aux époques de pluie contrairement à l'opinion vulgaire.

Les moyennes de 22 années (1838 à 1859) offrent peu de

différence ; elles oscillent entre 754^{mm},73 et 765^{mm},54 pour donner la moyenne générale de 762^{mm},32.

L'écart entre le minimum et le maximum de chaque année varie de 21 à 38 millimètres.

Dans la période de 22 ans, le plus grand écart a été de 54^{mm},48 (minim. 729,44 en 1838 ; — maxim. 783,92 en 1849).

D'après tout ce qui précède, nous serons autorisé à admettre 1° qu'à Alger les vicissitudes ordinaires de pression agissent d'une manière presque insensible sur l'organisme ; 2° que les sensations de malaise ou d'accablement à l'approche des orages, attribuées à tort à l'augmentation ou à la diminution de la pression atmosphérique, doivent être rapportées à d'autres influences météorologiques et principalement à l'électricité (1); 3° que la loi de Burdach est parfaitement confirmée par ces observations:

« Dans les zones tempérées, le baromètre n'est pas l'instrument propre à indiquer la marche régulière des phénomènes du temps pendant le cours de la journée et de l'année. »

e. Anémologie. — Personne n'a jamais contesté la grande importance hygiénique de l'étude de l'air en mouvement : les vents sont des modificateurs si actifs de l'organisme, que leur apparition et leur direction peuvent avoir un rapport direct avec la manifestation de certaines constitutions médicales. C'est surtout quand on étudie la température au point de vue des valétudinaires, qu'il est indispensable de bien déterminer leur manière d'être.

Les vents, d'après le professeur Martins, sont les grands arbitres des changements atmosphériques ; ils exercent sur la salubrité des lieux et sur la nature des climats, l'influence la plus directe.

(1) A plusieurs reprises, nous avons observé dans ces moments un baromètre très sensible, et comme l'avait constaté notre savant collaborateur, le docteur Guérard, nous n'avons reconnu rien de notable dans le mouvement de la colonne mercurielle.

Kaemtz, de son côté, leur attribue la propriété de renouveler
l'air des villes, d'adoucir les climats du Nord en leur apportant la chaleur du Midi ; d'amener la pluie dans l'intérieur
des continents.

De tout temps, on a constaté dans l'océan aérien deux
grands mouvements généraux : 1° un courant d'orient en
occident, vent d'est qui souffle entre les tropiques et qui est
dû à la rotation du globe ; 2° deux autres courants se dirigeant des pôles vers l'équateur, dans les régions inférieures
de l'atmosphère ; des tropiques aux pôles dans ses régions supérieures. Ces grands courants auraient une marche aussi
régulière dans leur direction que les rivières dans leur cours,
s'il n'intervenait à chaque instant des accidents locaux qui produisent des déviations et des tourbillons dans leur marche.

Les vents accidentels (dont on mesure la vitesse au moyen
de l'anémomètre), sont dus à la diminution de la pression
atmosphérique, aux localités, aux obstacles naturels représen-
tés par les forêts, les montagnes, etc., etc.

Kaemtz, qu'il faut toujours citer en fait de météorologie, a
formulé une loi en termes très simples :

« Si deux régions voisines sont inégalement échauffées, il se
produira dans les couches supérieures un vent allant de la région chaude à la froide, et à la surface du sol, un courant
contraire. »

Sur les bords de la mer l'échauffement inégal de la terre et
de la mer amène à mesure que le soleil s'élève au-dessus de
l'horizon, une brise de mer. Par la raison inverse, à la fin de
la nuit, il souffle une brise de terre (1).

En jetant les yeux sur le tableau N° 5, on voit immédiatement

____

(1) M. Fournet a observé dans les montagnes des phénomènes analogues, c'est-à-dire des alternatives de courant ascendant diurne et de
courant descendant nocturne. Le premier est dû à l'échauffement des
cimes au soleil levant, l'échauffement de la plaine dans la journée détermine vers le soir un courant descendant.

que les vents qui prédominent à Alger sont les ouest-nord-
ouest. Ils soufflent à eux seuls presque aussi souvent que tous
les autres vents de la rose réunis (701 à 760).

Les vents de la demi-rose nord, sont à ceux de la demi-
rose sud comme 957 : 504 ; et les vents de la demi-rose ouest
sont à ceux de la demi-rose est, comme 881 : 580

En d'autres termes :

Le N.-N.-E.   souffle   17 fois sur 100.
L'E.-S.-E. .   —   22   —
Le S.-S.-O. .   —   12   —
L'O.-N.-O. .   —   48   —   (1)

La prédominance des vents d'ouest sur la côte d'Afrique
est la cause première des conditions heureusement exceptionnelles qu'on y observe. Ils rapprochent les extrêmes de
chaud et de froid ; ils adoucissent l'hiver et tempèrent l'été.
En réfléchissant à leur origine et à la route qu'ils parcourent,
on comprend qu'ils seront chauds et humides pendant la
froide saison et le commencement du printemps, tandis qu'ils
doivent avoir une influence réfrigérante pendant les rigueurs
de la canicule.

En étudiant dans le tableau N° 5 la colonne où est noté
l'ouest-nord-ouest, et celle où est enregistrée la quantité de
pluie tombée, on verra un rapport constant entre ces deux
chiffres, dans les premiers et les derniers mois de l'année qui
correspondent à la saison tempérée.

(1) L'antiquité nous a légué sur les vents des détails d'un grand intérêt et Pline a très bien décrit l'histoire de la succession des vents dans les
différentes saisons de l'année. Pour lui, les plus froids sont le Septentrion
et le Corus, c'est-à-dire le nord et le nord-ouest ; les vents humides sont
l'Auster et l'Africus, c'est-à-dire le sud et le sud-ouest ; les secs, le
Corus et le Vulturne, nord-ouest et sud-est.

Le Midi est le vent des ardeurs caniculaires.

Le Vulturne et le Zéphyr, c'est-à-dire le sud-est et l'ouest engendrent les
chaleurs tièdes.

L'Aquilon, nord-nord-est, est le plus favorable à la santé.

Des observations de M. Mitchell (1) qui a varié sous toutes sortes de formes, les tableaux relatifs à l'anémologie, il résulte aussi que l'hiver voit régner avec une prédominance très marquée les vents d'ouest. Au commencement du printemps, les vents d'ouest et de nord-ouest dominent; mais vers la fin de la saison, ils sont remplacés par les courants du nord et du nord-est qui règnent avec une majorité absolue pendant tout l'été. L'automne voit reparaître les vents d'ouest.

Pendant que tous ces vents exercent sur la santé une influence bienfaisante, il en est un qui a le funeste privilége d'être mortel pour les végétaux, accablant pour l'homme dont il anéantit l'énergie morale et physique. Chacun a nommé le siroco, *simoun*, *kamsin*, vent du désert, etc. Ce vent sec et chaud transporte souvent une poussière impalpable d'un jaune rougeâtre qui pénètre partout : quand il souffle, on dirait de l'air sortant d'un four à peine refroidi. Son action sur le système nerveux est des plus manifestes. Pour donner une idée plus précise de ce qu'il est en Afrique, nous citerons une description du docteur Salvagnoli qui l'a observé plusieurs fois sur les rives de la Toscane, alors qu'il a déjà pu se modifier sensiblement en traversant la Méditerranée.

« Quand il règne, les individus bien portants se sentent accablés, leurs mouvements musculaires sont pénibles, leur tête est pesante et douloureuse, la somnolence continuelle, l'appétit va en déclinant, les convalescents tombent facilement en rechute, les malades voient s'aggraver leur état (2). »

Hâtons-nous d'ajouter que le siroco souffle peu souvent, et rarement pour plus de trois jours avec des intermittences marquées. Le docteur Casimir Broussais ne l'aurait ressenti que 12 fois en 1845, mais ce chiffre est évidemment exceptionnel.

(1) *Alger, son climat,* trad. par A. Bertherand, 1857, in-8.

(2) E. Carrière, *Le climat de l'Italie sous le rapport hygiénique et médical,* Paris, 1849, p. 59.

Le siroco paraît aussi bien en hiver qu'en été; dans cette première saison il conserve une température de 28 à 30 degrés dans la deuxième, le thermomètre varie entre 38 et 40°.

f. Ozonométrie. — Les incertitudes et les mystères qui environnent encore les études météorologiques, l'absence de données positives sur le rôle joué par certains météores devaient naturellement faire accorder une grande importance aux agents nouveaux dont on déterminerait l'existence dans l'atmosphère; aussi, lorsque le professeur Schœnbein, en décomposant l'eau par la pile, découvrit le premier ce corps ou cet agent qu'il nomma ozone, l'auteur lui-même et quelques savants étrangers le firent intervenir dans une foule de phénomènes. On exagéra son influence dans la constatation de la climatologie d'un lieu, on lui assigna une puissance démesurée dans la manifestation des maladies dites épidémiques.

Nous verrons ce qu'il faut penser de la corrélation qui existe entre la marche de ce modificateur, et celle des fièvres intermittentes, du choléra, de la grippe voire même de la phthisie.

Pour les chimistes, l'ozone que Schœnbein regarde comme un tritoxyde d'hydrogène, est de l'oxygène à un état particulier d'allotropie ($\alpha\lambda\lambda o\varsigma$, autre, $\tau\rho o\pi o\varsigma$, manière d'être), comparable à celui que présente le phosphore devenu rouge par l'action de la lumière solaire dans le vide. Il a une odeur forte, il exerce une action irritante sur la muqueuse bronchique, il posséderait des propriétés anti-putrides et anti-miasmatiques.

On le prépare en soumettant l'air ou l'oxygène à des décharges électriques répétées et l'on constate sa présence dans l'air au moyen de papiers dits ozonométriques (1) : à leur

---

(1). Le papier à filtrer qui sert à cet usage est préalablement trempé dans un empois contenant une partie d'iodure de potassium, 10 parties d'amidon, 200 d'eau.

L'ozone décomposant l'iodure de potassium donne lieu à la production de potasse, et l'iode mis en liberté s'unit à l'amidon qu'il colore en bleu.

exposition à l'air (dans un endroit abrité contre le soleil et la pluie, mais balayé par le vent et en dehors de toute émanation de gaz hydrogène), les diverses teintes bleues qui correspondent à une échelle de convention établie par Schœnbein, donnent la mesure du plus ou moins d'ozone. Le blanc mat du papier amidonné correspond au 0 ; le maximum 10, correspond à la coloration plus foncée à laquelle l'ozone puisse amener les dites bandelettes ; les nuances comprises entre 0 et 10 sont divisées en autant de compartiments variables en intensité de couleur.

Le docteur Bœckél admet un rapport entre la présence de l'ozone dans l'air atmosphérique et l'apparition des fièvres intermittentes.

La *malaria* se montrerait toujours avec le zéro de l'ozonoscope, et la même chose aurait lieu quand les fièvres paludéennes règnent avec une certaine intensité.

D'après ce médecin, la présence du choléra à Strasbourg a coïncidé avec l'absence de l'ozone, et l'ozone a reparu dès que le choléra a été en décroissance. MM. Billard et Wolf professent la même opinion.

M. Bœckel admet en outre que le nombre des maladies pulmonaires et des décès par ces maladies est à la fois en rapport direct avec l'ozone, et en rapport inverse avec la température. Le professeur Schœnbein, de son côté, a observé une quantité considérable d'ozone à Berlin, pendant une épidémie de grippe et sous une constitution médicale prédisposant aux affections de poitrine.

Nous dirons tout d'abord que toutes ces diverses affirmations ont été mises en doute par d'autres observateurs ; nous n'avons pas l'intention d'énumérer ici les preuves par eux invoquées, nous insisterons seulement sur l'examen du tableau où sont relevées des observations recueillies avec soin, à Alger, à l'arsenal d'artillerie, dans une période de quatre années (tableau N° 6).

1° Les moyennes des jours et des nuits, comme la moyenne de la journée, varient très peu, pendant les mois où la fièvre sévit avec le plus d'intensité, aussi bien que pendant les mois où il n'en existe pas de traces; 2° il y a toujours la même différence entre les maxima et les minima.

En 1857, la moyenne des observations

```
de nuit a été à Strasbourg de   4,03   à Alger de 4,57
de jour             —            3,54      —       4,41
```

L'ozone est donc plus abondant à Alger qu'à Strasbourg, et cependant les affections de l'appareil respiratoire sont beaucoup plus rares et infiniment plus bénignes en Afrique qu'en Alsace.

Le tableau N° 6 donne pour indication (1) :

Moyenne de la journée, 4,9 ;

Maxima pendant chaque mois de l'année, 10 ;

Minima se présentant aussi à un moment donné de chaque mois, 0 ;

Moyenne des moyennes de jour, 4,49 ;

Moyenne des moyennes de nuit, 5,29.

Les papiers exposés de nuit ont fourni une moyenne supérieure de 0,80 à celle des papiers exposés le jour. On a voulu attribuer ce résultat à ce fait, que l'exposition nocturne (5 heures du soir à 7 heures du matin) était plus longue que l'exposition du jour (7 heures du matin à 5 heures du soir). Nous ne pouvons nier cette influence, mais nous ne pensons pas qu'elle soit la seule, car, dans certains mois, la différence a été de plus de 2 degrés.

En février 1859, jour, 4,2 ; nuit, 6,4.

En juin 1859, jour, 3,0 ; nuit, 5,0.

Nous devons mentionner, parmi les nombreuses causes d'erreur que l'on rencontre dans ce genre d'observations, les deux suivantes :

(1) Observations prises à 20 mètres au-dessus du niveau de la mer.

1° On n'assigne pas toujours à la teinte son vrai rang dans l'échelle Schœnbein. Ainsi les observations faites à **Alger** par le docteur Mitchell et le capitaine Humbert ont rarement concordé ensemble; ces observations, pour le même jour et les mêmes heures, présentaient souvent la différence de plusieurs degrés.

2° Dans les moments de calme complet, le papier ne subissant d'impression que de la part de l'ozône contenu dans l'atmosphère ambiante (ozone nécessairement en quantité minime), ne doit donner qu'une faible indication.

y. Conditions climatériques diverses. — Indépendamment des agents que nous venons de passer en revue, il existe dans l'atmosphère d'autres phénomènes qui ont une action directe et immédiate sur les fonctions de l'organisme en général, sur celles du système nerveux en particulier.

Si ces phénomènes (optiques, électriques, magnétiques), qui jouent le principal rôle en météorologie, ne conservent dans l'étude de la climatologie qu'une importance secondaire, si leur influence sur les êtres organisés est aussi mystérieuse que difficile à définir; si même les moyens d'investigations et de déterminations laissent beaucoup à désirer, ils n'en méritent pas moins d'être pris en sérieuse considération. Qui peut dire que ceux qui viendront après nous ne seront pas mieux partagés en fait d'instruments et de moyens de recherches?

Nous avons déjà dit quelques mots de l'action énergique exercée par la lumière sur les fonctions de l'économie animale, et sur la manière d'être des végétaux.

Donnons quelques détails sur les phénomènes dus à la manifestation de l'électricité.

Pour M. Peltier, les dénominations de fluide résineux ou négatif, et de fluide vitré ou positif, ne sont que les degrés différents d'un même état, à partir d'un point d'équilibre privé de manifestation électrique.

L'état résineux, c'est donc le phénomène réel, et l'état vitré, l'absence ou la diminution de ce phénomène.

La terre est le foyer de l'électricité résineuse; l'espace céleste n'ayant pas la puissance de coercer l'électricité, celle-ci s'y trouve à l'état résineux en moins, c'est-à-dire vitré.

MM. Becquerel et Breschet ont démontré que la couche atmosphérique qui touche le sol ne contient pas d'électricité dans l'épaisseur de 1 à 2 mètres, et Gay-Lussac et M. Biot, dans leur mémorable ascension, ont constaté que, plus on s'élève dans l'atmosphère, plus l'électricité libre croît en intensité (1).

Les fluctuations périodiques de l'électricité atmosphérique, aussi bien que les variations accidentelles, sont toutes peu saisissables. Par un ciel calme et pur, l'électricité libre est peu marquée à cause de sa grande dissémination ; mais si la température baisse, si les vapeurs aqueuses se condensent en nuages opaques, l'électricité s'y condense aussitôt et en suit les groupements. Une chaleur sèche favorise le développement et l'accumulation du fluide électrique dans les régions élevées de l'atmosphère ; l'état d'humidité de l'air l'entraîne, au contraire, à la surface du globe et le neutralise au sein du réservoir commun (2).

Les sensations que l'homme éprouve dans ces diverses circonstances sont bien marquées. Par un temps chaud et sec, il y a plus d'équilibre dans les forces et plus d'accord dans l'ensemble de leur action (3).

---

(1) Les expériences qui ont pour but la mesure de l'électricité atmosphérique doivent être faites par un temps serein, dans un air exempt d'humidité, assez loin des arbres et des habitations.

(2) Schubler établit que les maxima et les minima d'électricité vont en croissant depuis le mois de juillet jusqu'en janvier inclusivement, ce qui prouverait que l'intensité du fluide est au profit de l'hiver et non pas à celui de l'été.

(3). Des observations faites avec un électromètre à feuilles d'or, ont montré que les hommes irritables, d'un tempérament sanguin, possèdent plus d'électricité libre que les sujets lourds et lymphatiques.

Pendant le règne d'une constitution humide et chaude, on ressent une modification dans le système nerveux, une exaltation de la sensibilité qui se traduit par des douleurs vagues, indéfinies, chez les convalescents et les valétudinaires (1).

Les phénomènes électriques doivent jouer un rôle assez important dans le climat d'Alger, malheureusement nous ne pouvons pas invoquer à l'appui de cette opinion des observations précises. Tous les praticiens de la colonie, tous les voyageurs reconnaissent dans l'air de la ville un je ne sais quoi de plus stimulant, de plus actif, qui modifie profondément l'organisme. Dès qu'on débarque, les fonctions acquièrent tout d'abord une grande énergie, l'appétit augmente, les sécrétions deviennent plus abondantes. (Ces dispositions se modifient toutefois sous l'influence du séjour et des autres agents atmosphériques signalés plus haut.)

Un second fait que nous nous bornons à énoncer, parce qu'il sera l'objet d'un examen ultérieur, c'est la rapidité avec laquelle marche la maladie. Dans des cas de pleurésie, de pneumonie, nous avons vu l'évolution des diverses phases se faire d'une manière rapide et presque instantanée.

Nous avons l'intime conviction que la raison d'être de ces deux phénomènes doit être recherchée dans une modalité spéciale du fluide électrique.

Notre savant confrère, le docteur E. Millon, a bien voulu nous montrer, dans son laboratoire de l'hôpital du Dey, des expériences aussi nombreuses que variées, dont le but immédiat serait d'éclairer la question. En étudiant le rôle que l'atmosphère joue dans la formation de certains produits naturels, il arrive à des résultats du plus grand intérêt. Nous regrettons infiniment de ne pouvoir développer ici ses idées, et nous faisons des vœux pour qu'il adresse le plus tôt possi-

(1). Les perturbations électriques de l'atmosphère sur le système nerveux vont jusqu'à l'intimidation, à la terreur.

ble à l'Académie des sciences l'exposé de ses premières découvertes.

A ceux qui pourraient douter des rapports qui existent entre l'électricité de l'air et celle des entrailles de la terre, nous rappellerions les volcans et les tremblements de terre.

Depuis notre occupation en Afrique, nous avons malheureusement déploré à plusieurs reprises les funestes effets de ees étranges phènomènes. Il n'est presque pas d'années où l'on ne ressente, à Alger, quelques légères secousses. Là, comme partout, le mouvement varie de direction et d'intensité ; tantôt il est horizontal ou de translation, tantôt perpendiculaire ou de soubresaut.

L'étude que nous venons de faire jusqu'ici démontre à l'évidence que le climat de la ville d'Alger tient un juste milieu entre le climat tempéré et le climat tropical. Cette proposition trouve sa démonstration dans les faits suivants.qui résument toutes les considérations qui précèdent.

1° Pureté très grande de l'atmosphère, ciel bleu et sans nuages ;

2° Brièveté du crépuscule ;

3° Grandes vicissitudes de température, bien que les variations saisonnières soient peu marquées, et que la moyenne annuelle s'élève à 18 degrés environ ;

4° État hygrométrique modéré de l'air ambiant ;

5° Oscillations limitées de la colonne barométrique dans ses mouvements diurnes et annuels ;

6° Certaine périodicité des vents et de la pluie, vents et pluie qui se produisent dans des conditions spéciales et parfaitemet déterminées.

Nous sommes donc autorisé à proclamer hautement les conditions favorables du climat d'Alger pour les valétudinaires, et à constater qu'il réunit des avantages que l'on chercherait en vain dans plusieurs autres stations de la Méditerranée, et que l'on va demander bien loin au climat de Madère.

N° 1. — *Relevé des observations météorologiques, de 1838 à 1859*
(22 ans).

ANNÉES.	BAROMÈTRE A ZÉRO.			THERMOMÈTRE + 0.			PLUIE.	
	Minim.	Maxim.	Moy.	Minim.	Maxim.	Moy.	Quantité en millim.	Nombre de jours.
1838	729 44	767 62	754 73	12,00	25,00	18,19	863 10	87
1839	744 42	778 16	759 26	7,30	24,60	17,37	720 75	95
1840	751 »	772 70	762 16	10,30	31,30	20,80	803 75	98
1841	747 45	771 90	762 37	9,00	29,60	21,38	395 25	75
1842	752 70	774 45	762 53	7,60	31,30	20,94	899 50	93
1843	744 65	770 17	761 89	2,00	34,07	19,97	728 50	79
1844	750 43	774 15	761 90	3,80	37,30	18,45	868 »	99
1845	750 70	777 56	762 95	2,50	34,10	18,36	713 20	96
1846	749 57	777 96	761 97	4,60	35,00	19,12	610 70	84
1847	751 06	775 87	762 48	4,50	36,90	19,05	804 10	83
1848	746 90	779 49	762 96	7,50	32,50	18,56	1028 80	99
1849	748 96	783 92	763 70	4,50	40,10	19,36	557 90	84
1850	749 52	777 48	762 36	3,60	35,40	18,89	759 80	91
1851	743 75	774 93	763 10	4,60	36,00	18,49	804 »	84
1852	746 60	777 11	763 34	3,60	35,40	19,42	754 20	75
1853	746 53	772 03	761 81	4,70	34,00	18,65	911 90	97
1854	748 40	779 48	764 75	2,70	37,20	18,28	1073 90	99
1855	748 24	775 42	763 89	6,30	34,90	19,42	567 10	76
1856	746 47	778 61	765 54	5,60	35,80	19,74	728 »	75
1857	742 27	779 54	765 43	3,60	36,90	19,30	904 20	107
1858	748 04	774 75	760 21	7,40	32,00	19,30	750 70	62
1859	747 38	774 82	764 25	7,50	30,20	18,74	1084 00	89
Sur la période de 22 années.	729 44	783 92	762 32	2,00	40,10	19,17	Moyennes. 810,14	87,5

OBSERVATIONS SUR LES 22 ANNÉES.

                                         mm.

Année 1849 . . . Minimum de la pluie. . . 557,90

— 1859 . . . Maximum de la pluie. . 1084,00

              Moyenne. 810,14

Année 1858 . . . Minimum des jours de pluie . . 62

— 1857 . . Maximum des jours de pluie . . 107

              Moyenne 87,5

N° 2. — *Observations thermométriques, période de 22 ans, de 1838 à 1859.*

Tempér. moyenne par mois.— Moyenne thermomét. maxima et minima

MOIS.	TEMP. moyenne.	TEMP. maxima. Moyenne.	TEMP. minima. Moyenne.	DIFFÉRENCE moyenne.	OBSERVATIONS.
Janvier..	13,22	16,59	9,35	7,24	
Février..	13,45	17,46	10,43	7,03	
Mars...	14,85	17,92	12,60	5,32	
Avril...	16,92	19,21	15,14	4,07	
Mai...	19,56	21.80	16,92	4,88	
Juin...	22,88	25,23	20,18	5,05	
Juillet..	25,61	27,79	21,80	5,99	
Août...	26,39	28,78	22,14	6,64	
Septemb.	24,31	27,08	21,11	5,97	
Octobre.	21,46	24,95	19,10	5,85	
Novemb.	17,38	21,61	13,85	7,74	
Décemb.	14,09	17,32	11,71	5,61	
Moyenne des années...	19,17	21,38	17,37	4,01	
Minimum de l'année...	5,54	12,50	2,00	} 38,10	Ecart du minimum au maximum.
Maximum de l'année...	34,05	40,10	24,60		

N° 3. — *1859. Arsenal d'artillerie. Température.*

MOIS..	MOYENNE.	MAXIMA.	MINIMA.	DIFFÉRENCE des amplitudes.	MOYENNES des variations successives pour chaq. mois. Dr Mitchell. 1853.
Janvier.....	10,8	13,5	8,8	4,7	0,93
Février.....	11,8	14,5	9,1	5,4	1,40
Mars.....	14,0	17,5	10,9	6,6	1,05
Avril.....	18,0	21,5	12,6	8,9	0,95
Mai.....	18,9	22,3	17,0	5,3	1,03
Juin.....	22,8	25,2	21,3	3,9	1,55
Juillet.....	25,8	28,5	23,1	5,4	1,30
Août.....	27,3	30,2	24,4	5,8	0,97
Septembre...	24,5	26,6	22,1	4,5	0,90
Octobre....	21,8	27,3	17,0	10,3	0,82
Novembre...	16,5	24,7	11,6	13,1	0,80
Décembre...	12,7	16,4	7,5	8,9	0,70
Pour l'année..	18,74	30,2	7,5	22,7	1,8

N° 4. — *Baromètre (période de 1838 à 1859).*

ANNÉES.	Janvier.	Février.	Mars.	Avril.	Mai.	Juin.	Juillet.	Août.	Sept.	Octob.	Novemb.	Décemb.	Moyenne de l'année.
1838	752 45	751 28	756 36	752 60	754 34	755 48	753 63	755 10	756 90	756 02	756 00	756 65	754 73
1839	764 86	755 95	756 62	755 35	754 02	757 35	756 72	763 12	762 00	762 70	760 07	762 42	759 26
1840	764 90	760 70	759 96	760 50	763 10	762 15	763 75	761 00	762 96	762 80	763 10	761 05	762 16
1841	764 44	759 30	765 70	760 78	762 28	762 00	762 21	762 52	761 70	760 71	765 85	760 95	762 37
1842	763 12	763 53	765 06	760 00	764 69	760 08	762 02	761 48	760 49	760 95	762 74	768 20	762 53
1843	766 16	754 90	760 09	761 74	764 82	760 49	763 17	762 43	762 38	764 93	760 34	767 21	761 89
1844	763 83	758 94	760 92	762 06	759 38	763 34	762 96	761 56	762 64	760 60	764 00	762 64	761 90
1845	764 33	761 92	764 37	761 90	760 99	763 39	763 34	762 17	762 92	766 42	763 48	766 23	762 95
1846	766 99	763 77	765 66	758 68	758 79	762 95	762 29	761 66	761 89	758 39	763 17	759 42	761 97
1847	763 62	763 02	764 64	761 26	762 83	760 96	761 83	762 32	763 72	763 36	762 88	762 33	762 48
1848	759 45	764 59	761 64	762 10	764 48	763 48	763 58	763 52	761 26	762 53	764 03	768 54	762 96
1849	766 75	771 29	763 14	759 66	762 59	762 33	762 60	762 63	761 20	763 64	764 62	764 02	763 70
1850	763 49	770 40	762 83	761 58	764 67	764 69	763 30	762 13	763 52	764 11	765 48	751 44	762 36
1851	764 97	761 34	764 55	760 43	763 06	765 19	761 73	763 35	763 11	761 68	759 34	768 48	763 10
1852	767 94	763 63	764 74	761 30	762 87	761 95	762 46	763 34	763 24	762 80	762 45	766 44	763 34
1853	763 84	757 40	764 38	762 80	758 66	763 55	763 40	762 22	765 40	762 54	761 35	759 22	761 84
1854	763 00	766 43	768 95	764 39	761 81	765 43	763 83	763 28	766 58	765 03	761 65	766 65	764 75
1855	766 29	760 47	762 67	762 52	762 46	766 52	764 80	766 27	765 07	762 79	763 37	763 50	763 89
1856	762 60	766 22	763 64	764 46	764 27	766 77	765 97	764 95	766 33	769 79	766 46	765 04	765 54
1857	761 30	767 31	762 66	764 12	763 63	766 04	766 36	763 59	766 32	764 28	766 09	773 58	765 43
1858	769 08	762 25	762 62	758 56	759 20	758 88	758 15	757 78	760 38	758 43	756 11	764 22	760 21
1859	765 66	762 34	762 01	758 36	760 00	760 49	761 82	759 49	761 45	759 63	762 00	760 90	761 25
Moyenne de chaque mois.	763 91	762 12	762 33	760 73	760 93	762 28	762 27	762 09	762 78	762 19	762 48	763 46	762 32

N° 5. — *Anémologie et pluviométrie (période de 1856 à 1859).*

1856 — 10 heures du matin. — En mill.

MOIS.	N.-N.-E.	E.-S.-E.	S.-S.-O	O.-N.-O	Beau temps.	Jours de pluie.	Quantité de pluie.
Janvier .	»	5	12	14	24	6	28,10
Février .	2	12	3	12	11	8	29,60
Mars . .	2	8	5	16	9	11	112,90
Avril . .	5	4	1	20	14	7	53,00
Mai . . .	5	5	2	19	16	7	39,20
Juin. . .	6	9	»	15	13	6	28,50
Juillet. .	7	10	»	14	13	»	»
Août. . .	5	6	»	20	20	»	»
Septemb.	8	11	1	10	17	4	49,60
Octobre .	7	9	1	14	11	3	77,00
Novemb.	4	8	6	12	14	11	79,80
Décemb.	2	3	9	17	12	12	260,30
	53	90	40	183	174	75	728,00

1858 — 10 heures du matin. — En mill.

MOIS.	N.-N.-E.	E.-S.-E.	S.-S.-O	O.-N.-O	Beau temps.	Jours de pluie.	Quantité de pluie.
Janvier .	6	9	4	12	12	16	123,9
Février .	4	6	3	15	7	13	92,7
Mars . .	1	11	5	11	14	4	43,0
Avril . .	11	4	5	10	18	3	25,0
Mai . . .	10	7	5	8	16	3	25,0
Juin. . .	6	4	»	20	23	1	2,0
Juillet. .	11	3	1	16	25	1	2,5
Août. . .	5	9	3	14	18	2	9,4
Septemb.	10	8	1	11	20	2	6,2
Octobre .	7	8	6	10	15	1	43,0
Novemb.	1	11	6	12	8	2	77,0
Décemb.	6	4	9	12	10	11	301,0
	81	84	48	151	187	62	750,7

1857

MOIS.	N.-N.-E.	E.-S.-E.	S.-S.-O	O.-N.-O	Beau temps.	Jours de pluie.	Quantité de pluie.
Janvier .	2	2	6	21	»	25	235,60
Février .	5	11	7	5	11	14	111,90
Mars . .	4	6	6	15	12	11	164,90
Avril . .	6	7	3	14	12	8	40,00
Mai . . .	8	4	2	17	18	11	67,60
Juin. . .	12	4	»	14	27	»	»
Juillet. .	11	5	»	15	29	»	»
Août. . .	8	5	1	17	26	4	19,30
Septemb.	7	4	1	18	27	1	3,50
Octobre.	2	4	5	20	13	8	20,50
Novemb.	2	11	11	6	7	14	166,30
Décemb.	2	14	7	8	13	11	74,60
	69	77	49	170	195	107	904,20

1859

MOIS.	N.-N.-E.	E.-S.-E.	S.-S.-O	O.-N.-O	Beau temps.	Jours de pluie.	Quantité de pluie.
Janvier .	3	9	9	10	9	21	309,5
Février .	2	4	7	15	13	9	166,9
Mars . .	4	11	2	14	20	9	97,1
Avril . .	4	6	1	19	19	4	61,4
Mai . . .	4	4	»	23	18	9	49,9
Juin. . .	4	2	»	24	17	»	»
Juillet. .	7	6	2	16	18	»	»
Août. . .	10	7	1	13	24	2	56,2
Septemb.	7	9	5	9	22	1	30,5
Octobre.	3	4	3	21	17	6	44,0
Novemb.	3	6	1	21	15	8	175,5
Décemb.	2	5	12	12	13	14	93,5
	53	73	43	197	215	89	1084,0

Résumé des quatre ans (1460 jours).

```
N.-N.-E. . . 256 }                 { Rapport de 17.5 sur 100 }
E.-S.-E. . . 324 } 1/2 rose E. 580 {    —     de 22,2 sur 100 } 1/2 rose E. 39 sur 100
S.-S.-O . . . 180 }                 {    —     de 12,5 sur 100 }
O.-N.-O. . . 701 } 1/2 rose O. 881 {    —     de 48,0 sur 100 } 1/2 rose O. 60 sur 100
```

Jours de beau temps. . . . . 771 soit 52,8 sur 100
Jours de pluie. . . . . 333 soit 22,8 sur 100

Moyenne annuelle de pluie. . . . 866 mill. 72.

N° 6. — *Ozonométrie (échelle Schoenbein) (période de 1856 à 1859).*

MOIS.	Maxima.	Minima.	Jours. 7 h. m. à 5 h. soir.	Nuit. 5h. soir à 7 h. matin.	Moy. de la journée	Maxima.	Minima.	Jour. 7 h. m. à 5 h. soir.	Nuit. 5 h. s. à 7 h. matin.	Moy. de la journée
			1856					**1858**		
Janvier .	7,0	2,0	5,00	4,26	4,63	10,0	2,0	5,3	6,2	5,7
Février .	6,5	3,0	4,70	4,36	4,59	8,0	1,0	4,3	5,8	5,0
Mars.. .	7,5	1,0	5,20	4,00	4,50	9,0	2,0	4,6	6,0	5,5
Avril.. .	8,5	0,0	5,30	4,74	5,09	10,0	1,0	5,1	6,3	5,7
Mai . . .	8,5	1,0	5,70	4,40	5,00	9,0	2,0	4,4	6,2	5,3
Juin. . .	8,5	1,0	5,00	6,20	5,60	8,0	1,0	3,3	4,8	4,1
Juillet. .	8,5	0,0	5,40	6,40	5,80	9,0	1,0	2,9	4,4	3,5
Août.. .	8,5	1,5	5,60	5,80	5,70	7,0	1,0	4,0	5,0	4,9
Septemb.	8,0	1,0	5,00	5,20	5,10	8,0	2,0	3,8	5,8	4,8
Octobre .	10,0	1,0	4,70	5,50	5,00	9,0	3,0	4,4	7,0	5,3
Novemb.	9,5	1,0	5,40	6,15	4,60	10,0	2,0	3,6	5,0	4,3
Décemb.	9,0	1,0	4,09	5,00	4,90	8,0	2,0	4,0	5,6	4,9
	10,0	0,0	5,15	5,16	5,04	10,0	1,0	4,14	5,64	4,9
			1857					**1859**		
Janvier .	10,0	2,0	6,1	6,8	4,0	9,0	2,0	5,0	6,7	5,8
Février .	9,0	2,5	4,8	6,7	5,7	9,0	0,0	4,2	6 4	5,5
Mars.. .	8,5	0,0	4,7	6,0	5,3	10,0	2,0	4,5	5'9	5,2
Avril.. .	10,0	3,0	5,0	6,1	5,5	9,0	2,0	3,6	5'4	4,5
Mai. . .	9,0	2,0	4,4	6,1	5,2	9,0	2,0	3,9	5'8	4,9
Juin. . .	9,0	1,0	4,3	6,2	5,3	8,0	2,0	3,0	5'0	4,0
Juillet. .	8,0	2,0	4,0	5,8	4,9	9,0	4,0	5,0	6'8	6,0
Août.. .	8,0	2,0	4,3	6,5	5,2	9,0	3,0	4,8	6'1	5,8
Septemb.	8,0	1,0	3,3	4,8	4,0	9,0	3,0	4,5	5,0	5,5
Octobre .	8,5	1,5	3,9	5,5	4,8	8,0	2,0	3,4	4,6	4,4
Novemb.	9,0	1,0	4,0	5,8	4,9	8,0	2,0	4,3	5,3	4,0
Décemb.	8,0	2,0	4,1	5,6	4,8	8,0	2,0	5,0	6,6	4,7
	10,0	0,0	4,41	4,57	4,9	10,0	0,0	4,26	5,80	4,9

Observations.

Maxima. 10.0
Minima. 0.0
Moyenne des moyennes de jour 4.49
Moyenne des moyennes de nuit 5.29
Différence en plus pour la nuit. 0.80
Moyenne de la journée. 4.9

CHAPITRE II.

Étude des conditions générales de la phthisie à Alger.

---

§ I. *La population. — Physionomie et traits distinctifs des habitants. — Statistiques.*

> Les lois qui régissent les mouvements de la population, l'ordre des naissances et la mortalité dans les différents pays, constituent l'un des problèmes les plus élevés offerts aux méditations des économistes et des philosophes.
> (A. TARDIEU.)

Après avoir établi sur les documents les plus authentiques et les plus variés, les conditions toutes favorables du climat d'Alger, nous devons aborder les questions intéressantes qui se rattachent au titre général de ce deuxième chapitre.

Plus d'une fois nous allons nous trouver en présence des affirmations les plus contradictoires, affirmations qui cependant s'appuient toutes sur la statistique. Loin de nous la pensée de diminuer l'importance de cette nouvelle science des temps modernes; dans nos modestes travaux, nous l'avons toujours invoquée avec prédilection, et pendant notre séjour en Afrique, nous en avons recherché avec le plus grand soin les principaux éléments. Néanmoins nous n'hésiterons pas à le dire, la statistique algérienne *par elle seule* ne peut conduire à des conclusions solides et péremptoires ; d'abord elle n'a pas toujours été établie d'après les règles de l'art; puis ensuite, elle n'a pas toujours été soigneusement interprétée. Le chiffre est brutal par lui-même. Il faut, de toute nécessité l'environner de commentaires reposant sur des faits et non sur des inductions de l'esprit : voyons ce qui est et ne cherchons pas à confirmer tout d'abord des principes formulés *à priori* par notre intelligence.

Lorsque, après de longues heures d'un travail ingrat, après force additions ou divisions, nous nous sommes trouvé en présence de moyennes sensiblement différentes de celles établies par de savants confrères dont nous nous plaisons à constater ici la haute valeur, nous avons hésité à les publier ; mais bientôt la raison nous a fait un devoir d'exposer la vérité telle qu'elle nous est apparue ; seulement, pour éviter toutes personnalités, nous indiquerons les sources auxquelles nous avons puisé nos renseignements, et nous abandonnerons toujours la prétention de prouver : ou que nos adversaires avaient tort, ou que les chiffres par eux invoqués présentaient une valeur équivoque (1).

Population.

La statistique officielle de la population de la ville d'Alger au 31 décembre 1859 donne un chiffre de 65,001 âmes, composé ainsi qu'il suit :

1° Européens.

Hommes. 24,365 } Femmes . 24,787 } = 46,152	Français (chiffres ronds). 26,000 Espagnols. . . . . 13,000 Italiens. . . . . 3,000 Anglo-Maltais. . . . . . 2,000 Divers 2,452
	46,152

2° Indigènes.

Hommes. 11,180 } Femmes . 7,669 } = 18,849	Musulmans. . . . . 11,933 Israélite 6,916
65,001	65,001

Dans ce large mélange d'individus de races et de couleurs

(1) Dans le cours de nos patientes recherches, nous avons malheureusement constaté de sensibles divergences entre les statistiques publiées dans

variées, il faut distinguer deux grandes classes : les immigrants et les indigènes.

Les immigrants forment la population européenne, composée pour plus de la moitié de Français (1) : ils se divisent en
trois classes :

1° Celle des fonctionnaires publics (nombreuse et aisée);

2° Celle des industriels (qui tient le milieu entre la première et la troisième) ;

3° Celle des colons ou cultivateurs.

Les Espagnols s'adonnent pour la plupart à l'agriculture,
au jardinage ; les Maltais sont en général marchands de fruits,
marins ou pêcheurs; les Allemands et les Suisses se livrent
en boutiques à des métiers divers.

L'élément indigène, c'est-à-dire les individus qui occupaient
le pays avant nous, présente plusieurs embranchements : le
docteur Kolb en cite six principaux :

1° Les Berbères (Kabyles, Mozabites), habitant les contrées
les plus reculées, loin des centres militaires, dans des gourbis
ou maisons de pierre maçonnées avec de la boue, recouvertes
de paille, entourées de cactus. Ils ont une bonne constitution,
ils sont sobres et travailleurs.

2° Les Arabes (cavaliers à la vie nomade), venus dans le
pays au VII° siècle; leur vie se résume dans ces deux affections :
la femme et le cheval.

3° Les Maures (habitants du littoral); leur origine est aussi

le *Moniteur algérien* et celles fournies par les tableaux des établissements
français en Algérie ; et dans ces derniers documents, nous avons relevé
des erreurs malgré le soin qui a présidé à leur rédaction.

Les tableaux des décès publiés dans la *Gazette médicale de l'Algérie* du
docteur A. Bertherand depuis 1852, ne nous ont pas présenté les mêmes
moyennes que les statistiques que nous avons fait prendre sous nos yeux,
sur les registres de l'état civil, aux mairies d'Alger et de ses annexes.

(1) Sur les 180,000 Européens, existant en Afrique, on a calculé que :
1,000 venaient du nord de l'Europe.
115,000   —   du centre de l'Europe, en grande majorité de la France.
65,000   —   du midi de l'Europe (Espagne, Italie, Malte).

incertaine que complexe : les hommes à la peau blanche, à la vie calme, s'adonnent au commerce, aux emplois sédentaires ; les femmes mènent leur existence dans une oisiveté absolue, leur vie se passe du bain au divan n'ayant pour toute distraction que les pèlerinages aux cimetières.

4° Les Koulouglis (provenant du mélange des Turcs avec les indigènes).

5° Les Juifs (fort nombreux, et commerçants). Ils ont conservé l'aspect caractéristique de leur race.

6° Les Nègres (pour la plupart esclaves ou fils d'esclaves)(1).

M. le docteur Bodichon, dans ses *Considérations sur l'Algérie*, fait une étude historique des plus curieuses et des plus instructives sur l'origine de ces diverses races, en voici quelques traits principaux :

Arabes. — Audacieux, pillards, habiles et hardis commerçants, indifférents en matière religieuse et en politique internationale, sans valeur morale, scientifique et littéraire, sans désirs de conquêtes, tels ont été les Arabes depuis Ismaël jusqu'à Mahomet.

L'islamisme leur imprime de profondes modifications : à la voix des Kalifes, ils constituent une unité nationale ; ils sont animés d'un désir ardent de conquêtes, deviennent fanatiques et fervents apôtres, font du droit public et de la politique internationale. L'Arabe résiste merveilleusement à la fatigue et aux privations ; il vit de peu, quelques onces d'un pain grossier ou de farine délayée dans l'eau, quelques tasses de café ou de lait, voilà leur ordinaire. Deux causes éloignent d'eux les maladies :

(1) J'ai fait connaissance avec le Kabyle ou Berbère descendant du Gétule et du Numide, l'hôte le plus ancien de ce pays ; avec le More venu d'Espagne ; avec le Koulougli fils du Turc et d'une femme indigène. Le More et le Koulougli sont vêtus de même, avec le turban, la large veste et l'ample pantalon qui s'arrête au-dessous du genou. Ils n'ont pas des airs de grandeur antique comme l'Arabe et le Kabyle avec le simple haïq et le bernous. L'Arabe sous son haïq a autant de majesté que le Romain sous sa toge, et le bernous du Kabyle rappelle le pallium des anciens maîtres du monde.   A. POUJOULAT.

1° N'étant jamais forcés de travailler pour vivre, ils évitent les affections amenées par l'influence de la profession chez les peuples civilisés.

2° Les maladies ne se perpétuent pas parmi eux par voie d'hérédité. Un enfant est-il né rachitique, malingre, scrofuleux ou phthisique, les privations multipliées, le manque de soins, le font succomber avant qu'il ait le temps de procréer.

Leur état social fait donc que leur population est plus saine au physique que chez les nations civilisées.

Si l'individu y perd, la race, par compensation, se détériore moins.

Le **Kabyle** forme une race primitive pure de tout amalgame: visage de forme arrondie; taille moyenne; ensemble du corps exactement proportionné; jambe bien faite. Il aime le travail, il préfère l'habitation fixe à la tente, l'agriculture à l'état pastoral.

Le **Maure**, résultat du croisement des différentes nations de l'Europe et de l'Asie, a peu de qualités et manque complétement d'énergie physique et morale.

Le **Koulougli**, issu du mélange des Tartares avec les Maures, Arabes ou Kabyles : yeux saillants et gros; pommettes développées, ensemble du visage arrondi; système musculaire et graisseux fortement prononcé; taille haute et massive. Généralement braves, ils sont doués d'une certaine aptitude à exercer l'autorité.

Les **Biskeris**, descendants du mélange du sang arabe et kabyle avec prédominance de ce dernier. Ils ont le long cou et les formes élancées des Arabes, et la tête arrondie des Kabyles.

Les **Mozabites**, venant du croisement des Kabyles avec les Juifs : tête arrondie; peau brune.

Ils sont doués d'une grande ténacité, et avec leur goût des professions industrielles, il savent se créer des ressources.

Quelle a été la marche de cette population dans ses divers éléments?

Le tableau n° 1 nous fournit à cet égard les renseignements les plus satisfaisants.

N° 1. — *Population de la ville d'Alger, période de 1820 à 1860.*

ANNÉES.	POPUL. en général.	POPUL. européen.	POPUL. indigène.	DÉCÈS européens.	DÉCÈS indigènes.	DÉCÈS musulmans.	DÉCÈS israélites.
1830	602	602	»	»	»	»	»
1831	3,228	3,228	»	118	»	»	»
1832	4,858	4,858	»	294	»	»	»
1833	5,716	5,716	»	211	»	»	»
1834	6,373	6,373	»	184	»	»	»
1835	6,649	6,649	»	473	»	»	»
1836	9,094	9,094	»	393	»	»	»
1837	9,824	9,824	»	505	»	»	»
1838	30,395	12,008	18,387	405	»	»	»
1839	32,888	14,434	18,454	920	995	818	177
1840	38,157	15,270	22,887	678	1,029	857	172
1841	40,305	20,982	19,323	822	1,152	931	221
1842	46,061	26,754	19,307	1,267	1,201	980	221
1843	52,767	26,423	26,344	1,261	783	645	138
1844	59,322	33,714	25,608	1,388	804	658	146
1845	68,317	42,635	25,682	1,555	846	705	141
1846	70,582	44,906	25,676	2,209	1,151	949	202
1847	55,749	30,068	25,681	1,442	766	627	139
1848	53,362	30,985	22,376	1,238	611	577	124
1849	50,975	31,902	19,073	1,136	682	552	131
1850	50,103	32,497	17,606	1,085	670	540	130
1851	50,111	31,321	17,806	1,059	663	534	129
1852	52,979	33,670	18,309	1,034	657	528	129
1853	58,386	37,437	20,949	879	724	563	160
1854	59,949	39,434	20,515	1,540	727	542	185
1855	53,685	34,742	18,943	1,731	730	538	192
1856	51,789	33,062	18,727	1,922	734	534	200
1857	60,101	41,292	18,839	1,949	771	592	179
1858	64,020	45,077	18,943	1,516	678	529	149
1859	65,001	46,152	18,849	2,579	783	615	168
		750,105	457,884	31,793	18,157	14,814	3,343
Moy. annuelle.	25,003	20,812	1,096	864	705	164	
Proportion des décès......	4,24 p. 100	3,39 p. 100					

En 1830, la population européenne était représentée par 602 personnes ; en 1859, elle s'élève à 46,152.

De 1830 à 1837, elle augmente toutes les années de 2,000 âmes environ en moyenne.

En 1838, en évaluant approximativement à 18,000 la population indigène (1), on trouve pour la population générale de la ville le chiffre de 30,395 âmes,

De 1838 à 1846, l'augmentation est des plus considérables, elle atteint 70,582.

De 1846 à 1851 , une diminution notable se manifeste, on descend à 50,000 ; puis en 1852, la marche ascendante se rétablit, et l'année 1859 donne le chiffre important de 65,000 âmes.

Ces fluctuations portent entièrement sur les immigrants, car la population indigène offre peu de différences : elle était de 18,387 en 1838, elle est de 18,849 en 1859 ; dans ses oscillations, le chiffre le plus bas est de 17,600 en 1850, le chiffre le plus élevé, de 25,682 en 1845. Pendant ces cinq dernières années, elle se maintient à plus de 18,000 avec des différences annuelles de 150 à 200 personnes.

§ II. *Mortalité adulte.*

Quelle a été la mortalité de la ville d'Alger ?

Pour la meilleure intelligence de ces recherches, nous nous

---

(1) L'état civil des Israélites ne remonte qu'à 1836, et celui des musulmans n'a été établi qu'en 1834 (*) au milieu de difficultés presque insurmontables pour obtenir les déclarations de naissance.

(*) Le dénombrement a toujours répugné aux musulmans ; cette répugnance provient d'un grand respect pour le foyer domestique et les mystères de la famille. Il y a quelque chose qui ressemble comme à une invasion dans cette manière de venir vous compter, hommes, femmes et enfants. Quand on pleure sur un cercueil, ou qu'on se réjouit sur un berceau, à quoi bon permettre à la loi de venir prendre note de vos larmes ou de votre allégresse, de venir constater une place vide au foyer ou un convive de plus à la table du père de famille. N'y a-t-il pas une sorte de profanation à tenir compte du nombre de femmes, à prendre leurs noms, dans un pays où la femme est gardée sous le mystère ?   A. POUJOULAT.

occuperons successivement de chacune des classes désignées
plus haut :

Européens, de 1830 à 1859, 750,105 âmes ont fourni
31,793 décès. soit 4 p. 100 ou 42,4 p. 1000.

Indigènes, de 1838 à 1859, 457,884 âmes ont donné
18,157 décès, soit. 3 p. 100 ou 39 p. 1000.

En divisant ce long espace de temps en trois périodes, et en
négligeant pour un moment la première, faute de renseignements complets, nous trouvons pour les deux autres :

Deuxième période, de 1840 à 1850.

	Population.	Décès.	Rapport.
Européens	303,639	12,996	42,7 p. 1000
Indigènes.	234,957	9,025	38,8 p. 1000

Troisième période, de 1850 à 1860.

Européens	364,684	15,294	42,2 p. 1000
Indigènes	189,486	7,137	37,6 p. 1000

D'après cela, chez les immigrants, la proportion des décès
est la même, à la fraction près, pour les trente ans comme
pour chaque période décennale.

Chez les indigènes, la mortalité est moindre de 1,2 p. 1000
dans la deuxième période, et la proportion des décès est
inférieure à celle des Européens de 3,9 de 1840 à 1850 ;
de 4,6 de 1850 à 1860.

Si l'on prend en bloc la mortalité de la ville d'Alger, on
trouve, pour la période de 1852 à 1859 :

465,910 habitants, 18,954 décès, soit 40,70 p. 1000.

En France (1857) d'après M. Legoyt, le coefficient de mortalité étant de :

	Décès.	Habitants.	Rapport.
Campagnes	1 sur 44,9		22,7 p. 1000
Villes.	1 — 35,7		28 —
Départem. de la Seine.	1 — 37,6		27 —

Nous devons en conclure que la mortalité est plus grande en Afrique qu'en France, que l'on a plus de chances de mort à Alger que dans le département de la Seine.

Sans vouloir diminuer l'importance d'un pareil résultat, nous devons cependant énumérer les raisons qui tendent à prouver son exagération et qui en modifient nécessairement la valeur.

1° Dans ce chiffre de 18,954 sont compris tous les décès provenant des épidémies de choléra et de variole qui, à plusieurs reprises, ont ravagé la colonie. (Choléra, en 1835, 1837, 1849 et 1850 ; variole en 1843 et 1846.)

2° Les quatre cinquièmes des malades de l'hospice civil n'appartiennent pas à la ville d'Alger ; ils viennent de l'intérieur de la province, le plus souvent dans un état de santé déplorable. Sur 3000 malades, disait M. Trolliet, son médecin en chef, 2400 arrivent de la plaine porteurs d'affections endémo-épidémiques tellement graves qu'ils y succombent dans la proportion de 1 sur 7.

Des 2160 individus entrés à l'hôpital en 1839; 426 habitaient Alger, 503 les collines du Sahel, 1131 la Mitidja.

3° Le chiffre de la population indiqué plus haut ne comprend que l'élément fixe ; le chiffre des décès, au contraire, porte à la fois et sur la population fixe et sur la population flottante. (Individus qui viennent en ville pour affaires ou pour raisons de santé ; colons morts avant un établissement définitif, après un court séjour à Alger où se fait tout le mouvement d'immigration.)

Indépendamment de ces causes d'augmentation dans le chiffre réel de la mortalité, nous devons tenir compte d'autres considérations qui ont exercé une influence indubitable.

La négligence et le défaut de soins hygiéniques des nouveaux arrivants qui, sans se préoccuper des modalités apportées dans le climat, dans la pathogénie des affections, conservaient leurs anciennes habitudes.

Le genre de vie des premiers immigrants, et la moralité équivoque d'un grand nombre de chevaliers d'industrie de toutes conditions, rejetés ou à peu près par la mère-patrie.

L'état misérable de familles entières décimées à leur arrivée, avant d'avoir pu donner un coup de pioche et ne pouvant invoquer par conséquent ni l'insalubrité du pays, ni les inconvénients des défrichements.

Les péripéties de la colonie ; dans les moments de prospérité, les grands travaux agricoles, les édifications nouvelles attiraient dans son sein une quantité considérable d'ouvriers, qui végétaient dans la misère et l'encombrement, le jour où l'industrie cessait d'exploiter son champ d'opérations.

L'influence de toutes ces causes se trouvera encore mieux établie par l'examen que nous allons faire actuellement des chiffres des décès comparés aux naissances.

L'on a attribué depuis longtemps l'accroissement de la population à l'augmentation de l'immigration, et l'on a cherché à prouver que, n'étaient ces immigrations incessantes, la population européenne d'Alger diminuerait chaque année par la seule pression de la mortalité.

Voyons quelle est la valeur de cette assertion en prenant nos données dans deux documents officiels :

1° Le relevé général des naissances et des décès constatés dans la commune d'Alger depuis 1830 jusqu'au 1er janvier 1851, par M. Roland de Bussy, adjoint chargé de l'état civil ;

2° Les tableaux des établissements français en Algérie (années 1855 et 1856).

Le *Moniteur algérien* et plusieurs auteurs, dit M. Roland de Bussy, ont publié des tableaux statistiques des naissances et des décès des Européens établis à Alger, mais aucun de ces états n'a pu mettre à portée de connaître d'une manière certaine, quels sont les âges sur lesquels la mortalité s'est le plus appesantie.

Pour parvenir à ce but, nous avons dû établir, d'après les registres de l'état civil, un relevé exact des décès des Européens par nationalité, par âge et par année, depuis 1830 jusqu'au 1er janvier 1851 (vingt ans complets) ; à ce travail nous avons joint l'état général des naissances pendant le même laps de temps pour faire ressortir la différence entre les naissances et les décès.

Ces deux états forment une statistique complète de la nation européenne établie à Alger et dans ses banlieues. Nous y joignons également les états des naissances et des décès des Israélites et des musulmans, depuis l'établissement de leur état civil jusqu'au 1er janvier 1851 ; mais il est impossible de répondre de leur exactitude relativement aux naissances, car un grand nombre d'indigènes se dispensent de présenter leurs enfants à l'état civil.

Voici les tableaux résumés de ce travail :

Naissances.

Alger.	Français. .	7,144	14,065	Garçons.	3,625
	Etrangers.	6,921		Filles . .	3,519
				Garçons.	3,512
				Filles . .	3,409
Mustapha.	Français. .	944	1,336	Garçons.	500
	Etrangers.	395		Filles . .	444
				Garçons.	194
				Filles . .	201
Bouzaréah.	Français. .	88	241	Garçons.	49
	Etrangers.	153		Filles . .	39
				Garçons.	74
				Filles . .	79
El-Biar	Français. .	127	370	Garçons.	72
	Etrangers.	243		Filles . .	55
				Garçons.	134
				Filles . .	112

Total. 16,042 + 57 morts-nés = 16,586

Décès.	Alger.	Mustapha.	Bouzaréah.	El-Biar.	Total.
Morts-nés...	457	102	7	8	574
Au-dessous de 15 ans ..	9,117	967	85	137	10,306
Au-dessus de 15 ans ..	10,589	947	59	108	11,703
	20,163	2,016	151	253	22,583

De ce total il faut déduire :

1° Les militaires morts à l'hôpital du Dey. . . . 1,119
2° Les quatre cinquièmes des décès de l'hôpital
    civil venant de l'intérieur 6,400

                        7,519

Soit : 22,583
   — 7,519

   = 15,064 décès au compte de la population.

Nous voilà donc en présence de 16,586 naissances et 15,064 décès de tout âge : différence en faveur des naissances, 1,522, soit une moyenne annuelle de 72 enfants en plus.

Dans les calculs qui précèdent, la population de l'année est toujours prise au 31 décembre, mais M. Boudin a objecté avec beaucoup de raison que cette donnée n'est pas exacte, et il propose de prendre pour la population de l'année la moyenne de l'année actuelle et de la suivante.

En rectifiant d'après ce principe la population d'Alger indiquée dans les tableaux pour les années 1855 et 1856, on trouve :

	Popul. au 31 déc.	Popul. moyenne, année rectifiée	Naissances.	Décès.
1855...	34,742	33,902	1,350	1,348
1856...	33,062	37,177	1,507	1,306
Total.	67,804	71,079	2,857	2,654

Proportion des décès à la population, 37,2 pour 1000.
Surplus des naissances, 203, soit 101,5 par année.

Ceci démontre à l'évidence :

1° Que la proportion des décès va en diminuant, puisqu'elle est inférieure à celle des années précédentes de 5,5 p. 1000 ;

2° Que les naissances, contrairement à tout ce qui a été avancé jusqu'ici sont supérieures aux décès, et que la moyenne annuelle de cette augmentation est, pour la période 1855-56, de 101,5.

M. Roland de Bussy a fait le même travail pour les indigènes.

Musulmans de 1844 (date de leur état civil) à 1851.

Naissances. . $\begin{cases} \text{Garçons. . . .} & 964 \\ \text{Filles. . . . .} & 908 \end{cases}$ 1,872

Décès. . . . $\begin{cases} \text{Hommes . . .} & 1,597 \\ \text{Femmes . . . .} & 1,094 \\ \text{Garçons . . .} & 1,200 \\ \text{Filles. . . . .} & 1,056 \end{cases}$ 4,947

Décès 4,947
Naissances 1,872
———————
Excédant des décès. . 3,075

Cet excédant serait véritablement effrayant si l'on ne se hâtait d'ajouter qu'il n'est pas exact (1). Par les raisons que nous avons indiquées plus haut, la mairie rencontre toutes sortes de difficultés pour obtenir les déclarations de naissances.

Cet élément nous manque, seul celui qui indique les décès est vrai, par ce que pour l'inhumation il faut de toute nécessité le certificat du médecin vérificateur des décès.

Chez les Israélites, qui se soumettent plus volontiers aux prescriptions de la loi et des règlements municipaux, on obtient pour la période de 1836 (état civil) à 1851, les proportions suivantes :

(1) C'est par suite aussi de l'incurie et de la misère des parents que les enfants indigènes meurent dans une grande proportion.   N. Périer.

$$
\text{Naissances.} \cdot \left\{ \begin{array}{l} \text{Garçons . . . 1,583} \\ \text{Filles. . . . . 1,486} \end{array} \right\} \ 3,069
$$

$$
\text{Décès. . . .} \left\{ \begin{array}{l} \text{Hommes . . . \ 558} \\ \text{Femmes. . . . \ 486} \\ \text{Garçons . . . \ 753} \\ \text{Filles. . . . . \ 665} \end{array} \right\} \ 2,462
$$

Naissances 3,069
Décès 2,462

Excédant des naissances.   607
Ou moyenne annuelle.   40

Nous sommes donc autorisés à reconnaître que la population d'Alger a augmenté par trois causes principales :

1° Par l'immigration (les arrivées étant toujours supérieures aux départs) ;

2° Par la diminution de la mortalité ;

3° Par l'augmentation des naissances.

Le tableau ci-joint n° 2 indique d'une manière précise sur quels éléments de la population européenne a particulièrement porté cette amélioration ; quelle a été la proportion des garçons et des filles (1) dans les naissances et les décès ; quel est le rapport des naissances légitimes aux naissances naturelles.

En 1855, le gain par naissances et par arrivées est à la perte (décès et départs) comme 15,588 : 13,517, soit 2,071 personnes en plus.

En 1856, le gain est de 14,716, la perte de 9,268 ; différence en plus 5,448.

(1) D'après M. Legoyt, en 1857 il y a eu dans toute la France 105,32 naissances masculines pour 100 féminines.

N° 2. — *Alger et ses annexes, pertes et gains, années 1855-1856.*

NATIONALITÉS. 1855	POPULA- TION.	NAISSANCES.		DÉCÈS.				GAIN.			PERTE.	
		Gar- çons.	Filles.	Homm.	Femm.	Garç.	Filles.	Naiss. légitimes	Naiss. naturell.	Arrivées.	Décès.	Départ
Français	17,629	321	324	123	87	230	264	443	202	10,917	704	9,041
Espagnols	12,092	257	252	53	65	162	177	453	56	1,462	457	1,431
Portugais	79	»	»	»	»	»	»	»	»	9	1	11
Italiens	2,225	43	62	20	12	20	50	97	5	1,095	83	873
Anglo-Maltais.......	1,565	37	38	2	8	11	13	74	1	146	34	236
Anglais-Irlandais.....	127	»	»	2	1	1	3	»	»	75	7	67
Belges-Hollandais	90	»	»	»	1	»	»	»	»	70	1	58
Allemands..........	506	6	8	7	6	8	6	11	3	20	27	20
Polonais	78	1	1	1	»	»	2	»	2	19	3	15
Suisses	290	»	»	4	1	9	2	»	»	278	16	274
Grecs.............	32	»	»	»	»	»	1	»	»	12	1	8
Divers............	29	»	»	6	2	4	3	»	»	135	15	135
Année 1855........	34,742	665	685	218	183	446	501	1,078	269	14,238	1,348	12,169
									15,588		13,517	
Année 1856........	33,062	763	744	229	138	471	468	1,220	287	13,209	1,306	7,962
									14,716		9,268	

1855. Gain	15,588	1856. Gain	14,716
Perte	13,517	Perte	9,268
Différence en plus. .	2,071	Différence en plus. .	5,448

§ III. — *Mortalité enfantine.*

> L'Immigration n'est qu'un moyen transitoire et anormal de peuplement et c'est de la viabilité des créoles ou enfants européens, nés dans le pays, que dépend essentiellement le succès de la colonisation.
>
> (Duc d'Aumale.)

Tous ces documents se complètent les uns par les autres, ils ont pour nous une importance d'autant plus grande qu'ils viennent confirmer des faits incontestables observés par les hommes les plus compétents et les plus impartiaux.

Nous venons de constater une augmentation de naissances, et ce fait dominera la question que nous allons maintenant examiner (1).

Le tableau n° 3 établit la nationalité et l'âge des décès dans la province d'Alger pour les années 1855 et 1856, d'après les documents officiels. (Tableau de la situation des établissements français en Algérie.)

On voit que la mortalité la plus grande a lieu dans l'en-

(1) L'ouvrage de MM. Martin et Foley contient les renseignements les plus intéressants sur toutes ces questions, aussi lui ferons-nous de larges emprunts.

Des mariages. — On constate pour la population d'Alger et pendant 15 années 1 mariage pour 120 habitants. — Ces unions sont plus nombreuses parmi les étrangers que parmi les Français. Les mariages mixtes qui tendent au mélange des races et par suite à l'assimilation et à la prépondérance des idées françaises, n'entrent que pour un peu plus du sixième dans la totalité.

Des naissances européennes. — Le maximum des naissances a lieu en hiver et en janvier, ce qui reporte le maximum des conceptions au printemps et au mois de mai. Le minimum des naissances coïncide avec l'été.

La prépondérance relative des naissances féminines sur les masculines,

fance, précisément à l'époque de la dentition, de trois mois à deux ans.

En 1855 , sur 2,721 décès dans la province d'Alger, 862 appartiennent à cette catégorie.

En 1856, ce chiffre descend à 660 sur 2,374.

Le tableau n° 4, dressé sur les documents de M. Roland de Bussy, fait voir aussi les âges sur lesquels la mortalité s'est le plus appesantie de 1830 à 1851 dans la ville d'Alger et ses annexes. Sur 22,583 décès, 7,090 appartiennent à ces deux premières périodes de 1 jour à 1 an, de 1 an à 2.

De tous les âges de la vie, l'enfance est partout environnée des chances de mort les plus nombreuses (1) ; en Afrique, et plus particulièrement chez les Européens, ces chances sont plus considérables encore, et cependant, comme l'a fort bien établi S. A. R. le duc d'Aumale, c'est sur l'élément créole, sur son degré de viabilité, que repose en grande partie le problème de l'aptitude de la race européenne à se naturaliser dans le pays. Une contrée qui s'alimenterait toujours par l'immigration n'aurait qu'une existence précaire. La première condition de toute colonisation, c'est la possibilité pour l'homme né sur le sol d'y vivre et de s'y perpétuer.

reconnaît pour cause essentielle l'influence du climat, indépendamment du fait de l'impaludation.

Le rapport des naissances naturelles aux légitimes, qui est en France de 72 à 928, se trouve à Alger (dans la population européenne) trois fois plus considérable.

De la progression décroissante d'enfants illégitimes et de la progression croissante de reconnaissances d'enfants naturels (numériquement constatées) découle cette conséquence importante :

« La moralisation de la population, son plus grand esprit de famille. »

Le rapport des naissances à la population européenne donne pour 1000 personnes du sexe féminin, 84 naissances, pendant qu'en France ce chiffre est de 58 ; ce qui prouve que les femmes sont en Afrique dans des conditions plus favorables de fécondité.

(1) Dans les pays marécageux l'enfance subit les épreuves climatériques beaucoup plus péniblement que l'âge adulte.   M. Villermé.

Nᵒ 3. — *Nationalité et âge des décès dans la province d'Alger. Années 1855 et 1856.*

NATIONALITÉS.	De 1 à 10 jours.	10 jours à 1 mois.	1 mois à 5.	5 mois à 6.	6 mois à 1 an.	1 an à 2 ans.	2 ans à 5.	5 ans à 10.	10 ans à 15.	15 ans à 20.	20 ans à 30.	30 ans à 40.	40 ans à 50.	50 ans à 60.	60 ans à 70.	70 ans à 80.	TOTAL.
1855																	
Français	97	50	92	109	177	228	197	123	47	68	118	157	113	85	80	»	
Espagnols	48	21	35	46	77	137	111	36	22	5	24	48	46	33	47	»	
Italiens	2	3	4	4	8	10	9	6	2	5	6	17	4	2	»	»	
Anglo-Maltais	3	4	5	7	8	20	12	5	»	7	2	6	9	7	6	»	
Allemands	8	»	1	4	6	8	4	6	»	2	4	2	1	1	3	»	
Divers	3	1	6	5	4	4	12	10	3	2	2	12	6	13	5	»	
Total	161	79	143	175	280	407	345	186	74	89	156	242	179	141	141	»	2,721
1856																	
Français	126	64	97	94	152	158	136	87	48	69	144	141	95	92	51	»	
Espagnols	35	18	25	32	53	92	82	29	5	18	32	38	25	24	32	»	
Italiens	12	10	5	3	12	12	7	3	5	6	2	7	3	4	3	»	
Anglo-Maltais	5	1	4	4	8	5	6	6	2	2	5	4	1	1	1	»	
Allemands	2	»	3	2	6	1	1	»	1	1	2	1	6	1	2	»	
Divers	13	2	2	7	6	13	5	»	3	5	5	16	19	6	10	»	
Total	203	95	136	142	237	281	237	125	64	101	190	207	149	128	99	»	2,374

N° 4. — *Ville d'Alger, décès de 1830 au 1er janvier 1851, d'après M. Roland de Bussy.*

AGES.	ALGER.			COMMUNES.			TOTAL général.
	Garçons.	Filles.	Total.	Garç.	Fill	Total.	
Mort-nés	226	231	457	61	56	117	574
De 1 jour à 1 an .	2,152	1,927	4,079	302	240	542	4,621
1 an à 2 ans.	1,171	1,050	2,221	117	131	248	2,469
2 — à 3 ans.	410	412	822	58	49	107	929
3 — à 4 ans.	251	209	460	23	30	53	513
4 — à 5 ans.	168	128	296	21	26	47	343
5 — à 6 ans.	130	114	244	11	23	34	278
6 — à 7 ans.	102	82	184	21	17	38	222
7 — à 8 ans.	75	56	131	5	18	23	154
8 — à 9 ans.	68	54	122	6	15	21	143
9 — à 10 ans.	81	52	133	9	7	16	149
10 — à 15 ans.	264	161	425	21	39	60	485
15 — à 20 ans.	474	197	671	51	28	89	750
20 — à 30 ans.	2,766	774	3,540	338	66	404	3,944
30 — à 40 ans.	2,183	710	2,893	238	57	295	3,188
40 — à 50 ans.	1,322	554	1,876	104	48	152	2,028
50 — à 60 ans.	602	263	865	64	36	100	965
60 — à 80 ans.	442	302	744	54	30	84	828
Total. . . .	12,887	7,272	20,163	1,508	916	2,420	22,583

Comme il appert des tableaux 3 et 4 et comme nous l'avons déjà dit, c'est de la naissance à la deuxième année révolue, qu'a lieu à Alger le plus grand nombre de décès d'enfants créoles : le chiffre en est vraiment élevé, mais pour atténuer sa valeur, ne pourrait-on pas invoquer ici des considérations, portant : 1° sur la nature des soins à donner à ces petits êtres ; 2° sur le nombre assez conséquent des mort-nés.

Si la mortalité des enfants des deux sexes est plus forte pendant la saison chaude, si l'époque la plus fatale à l'enfance est celle de la dentition, il doit découler de la connaissance de ces deux faits une hygiène toute spéciale qui a été bien souvent (et très malheureusement) méconnue. En voici, selon nous, les traits principaux :

1° Emploi d'un régime diététique sévère et bien entendu ;

2° Abstinence de toute nourriture solide tant que l'enfant ne peut pas faire subir à l'aliment une mastication complète et un commencement de digestion ;

3° Proscription presque absolue du biberon, vu la prompte altération du lait pendant les mois d'été ;

4° Nécessité de prolonger l'allaitement au delà de douze mois ;

5° Usage modéré de la diète lactée, et sa suspension dès que des troubles gastro-antériques se présentent ;

6° L'allaitement maternel est sans contredit le plus parfait, ce n'est qu'exceptionnellement que l'on devra recourir à des nourrices espagnoles ou musulmanes.

La proportion des mort-nés qui est à Paris de 1 sur 17,7 naissances, s'élève à Alger à 1 sur 11,4.

Ce fait révèle que, indépendamment des fausses couches, des accouchements prématurés qui reconnaissent pour causes une prédisposition aux troubles des fonctions de l'utérus par une arrivée récente dans le pays, il existe d'autres conditions défavorables : le nombre plus élevé d'enfants naturels implique plus de démoralisation, moins de soins de la part des mères. Le contact de la population musulmane, peu scrupuleuse à l'article des avortements, n'a-t-il pas dû exercer une fàcheuse influence ? Finalement l'action d'une police médicale active et éclairée ne serait-elle pas de nature à prévenir bien des infanticides ?

D'après des faits mal interprétés, dit M. Louis de Baudicourt, on accuse généralement en France le climat d'Algérie d'être particulièrement nuisible aux enfants d'origine européenne.

M. le docteur Cazalas réfute victorieusement cette assertion erronée. Il a eu l'ingénieuse idée de comparer la mortalité des enfants dans deux établissements publics en France et en Algérie.

Voici les résultats (1) : ils nous confirment de plus en plus dans la pensée que la mortalité excessive en question tenait à des conditions exceptionnelles dépendant des lieux, des temps, des individus et non du climat.

Nous adoptons complétement les conclusions de notre savant confrère, quand il dit :

« A mesure que l'acclimatement s'effectue, qu'à l'aide de la culture, des plantations et des travaux particuliers d'assainissement, les terres perdent leur insalubrité spéciale, que l'influence du climat se dégage des influences accidentelles des lieux, que la morale, la civilisation, l'industrie, le bien-être général font des progrès, qu'enfin les lois de l'hygiène sont

(1) Colonie agricole de Mettray :

1846......	7 décès sur	425 enfants		
1847......	10	—	528	—
1848......	17	—	526	—
	34	—	1479	—	ou 1 sur 43

Colonie agricole de Marseille :

1846......	16 décès sur	245 enfants.		
1847......	29	—	310	—
1848......	43	—	315	—
	88	—	870	—	ou 1 sur 10

Orphelinat de Ben-Aknoun :

1846......	4 décès sur	157 enfants.		
1847......	4	—	231	—
1848......	4	—	247	—
	16	—	635	—	ou 1 sur 39

Maison du Bon-Pasteur :

1846......	3 décès sur	108 enfants.		
1847......	2	—	118	—
1848......	1	—	144	—
	6	—	370	—	ou 1 sur 50

mieux connues et mieux appréciées, les maladies deviennent moins fréquentes et moins mortelles. »

Une fois que l'Algérie, cultivée et assainie, sera peuplée par d'anciens habitants d'origine européenne, les décès annuels n'atteindront pas le chiffre des naissances et l'accroissement de la population sera aussi rapide qu'en France.

§ IV. — *L'acclimatement. — Conseils aux immigrés. — Hygiène spéciale.*

> Que tous les travaux d'assainissement se poursuivent, que l'agriculture rende à la terre son ancienne abondance et l'infection ne régnera plus.   (N. PÉRIER.)

Les études précédentes nous fourniront des arguments péremptoires pour résoudre cette importante question de l'acclimatement, sur laquelle se sont exercées la verve et la dialectique des hommes d'État, des généraux, des médecins civils et militaires. Loin de nous la pensée d'y consacrer de longs développements ; en la trouvant sur nos pas, nous avons voulu la traiter sommairement pour prouver qu'elle n'avait pas échappé à nos méditations, quoiqu'en réalité elle n'ait pas un rapport direct avec l'influence du climat sur la phthisie.

« L'acclimatement, dit M. Aubert Roche, est la mise en harmonie de l'organisation humaine avec les influences d'un climat, d'une localité, afin que l'homme puisse y vivre, s'y bien porter et jouir du complet exercice de toutes ses facultés. »

M. le docteur Boudin définit l'acclimatement : « La faculté que possèdent les êtres organisés de s'adapter dans une certaine mesure à un climat autre que celui dans lequel ces êtres ont pris naissance ; quant à la faculté elle-même, elle est évidemment incontestable ; ce qui est en question, ce sont les limites de cette faculté. »

Pour lui, le problème de l'acclimatement de l'homme doit être étudié sous deux points de vue : 1° sa provenance ; 2° le milieu où il se dirige.

L'acclimatement des individus s'opère lorsque le nombre proportionnel des malades et des morts diminue à mesure que la durée du séjour se prolonge ; lorsqu'ils parviennent à se perpétuer dans leur nouvelle patrie en conservant toutes leurs facultés physiques, intellectuelles et morales.

De nombreuses publications de ce savant et laborieux confrère ont eu pour but principal de rejeter l'assuétude au miasme paludéen, et de regarder l'acclimatement comme une chimère dans les localités endémo-miasmatiques (1).

« Après vingt ans d'efforts incessants, de sacrifices énormes d'hommes et d'argent, l'œuvre de notre colonisation est encore à créer. » (D' Fleury, dans *Géographie médicale* du docteur Boudin.)

Des généraux illustres (maréchal Bugeaud, général Cavaignac, général Duvivier, général Fabvier) ; des médecins distingués [docteurs Trolliet, Bodichon, Vital (2), N. Périer, E. Bertherand] (3), sont venus corroborer cette opinion par d'éclatants témoignages.

---

(1) Dans quelles limites le Français s'adapte-t-il sous le point de vue de l'hygiène publique à la colonisation agricole de l'Algérie ?

Les Européens n'ont pu vivre dans les deux lignes isothermes de 18 degrés de température centigrade en deçà et au delà de l'équateur, qu'à la faveur des trois correctifs suivants :

1° Culture du sol par la race indigène (Anglais, Hollandais dans l'Inde);

2° Culture du sol par les nègres (Bourbon, Maurice, Antilles, Sénégal);

3° Altitude capable de corriger l'influence de la latitude et de ramener la chaleur à la température moyenne de l'Europe (Pérou, Mexique).

D' BOUDIN.

(2) Les enfants nés dans le pays de père et de mère européens sont impitoyablement moissonnés ; les enfants nés de père et de mère nègres sont plus maltraités encore.

(3) La bonté du climat algérien est une assertion erronée.

Parmi les écrivains qui ont protesté contre cette désolante doctrine, nous devons citer M. Martin et Foley, les docteurs Jacquot, Cazalas et Armand , MM. de Baudicourt et Carrey.

Nous nous inscrivons avec satisfaction au nombre des optimistes, en nous appuyant sur les considérations qui vont suivre; elles sont de trois ordres et se rapportent : *à l'histoire* (A), *à la statistique* (B), *aux résultats obtenus* (C). Tout d'abord, nous reconnaîtrons avec M. Boudin lui-même, la *faculté* qu'a l'homme de s'acclimater; nous admettrons en outre que le colon doit nécessairement subir l'action du climat, seulement cette action est susceptible d'être profondément modifiée par une hygiène générale et particulière bien entendues (1).

(A) Du temps des Romains, l'Afrique était salubre : d'après Salluste, les hommes y sont sains, agiles, résistant à la fatigue, arrivant à une extrême vieillesse, n'ayant que rarement à redouter des maladies mortelles. Sénèque exprime la même opinion en d'autres termes : « On n'y meurt que de vieillesse ou d'accidents (2). »

Les archéologues modernes, dans des travaux du plus haut intérêt, constatent que la vie moyenne était à cette époque de quarante trois ans et sept mois (Ad. Berbrugger, Cherbonneau, Foy). Sur tous les points de la contrée, ils ont trouvé les traces des populations romaines, vandales, juives, qui étaient venues s'implanter et s'acclimater dans le nord de l'Afrique (3).

(1) Les développements dans lesquels nous sommes entré pour montrer l'exagération du chiffre des décès, et ceux que nous donnerons à propos des conseils aux immigrés rendent cette proposition incontestable.

(2) Dans un lointain passé, l'Afrique fut le siége de florissantes colonies; avec la Sicile, cette terre était le grenier d'abondance de l'Italie.

Romam magna ex parte sustentabat Africæ fertilitas!

L'ignorance, la dégénération de l'homme ont suscité la décadence agricole et l'invasion des endémies.   N. Périer.

(3) Quand un pays a pendant des milliers d'années, attiré successivement sur son sol dix émigrations de peuples divers.. quand presque tous ont

Dans ce mélange de races que nous avons étudiées en parlant des habitants actuels, n'avons-nous pas la preuve évidente que le pays a subi de nombreuses invasions, et qu'à chaque période les envahisseurs se sont établis et perpétués sur le sol?

En admettant que l'incurie des Arabes ait multiplié les marais et avec eux les parties insalubres; en admettant que les déboisements aient modifié les conditions atmosphériques du climat, il s'ensuivra encore que de sages mesures hygiéniques, que d'intelligents travaux hydrauliques et agricoles, pourront remettre la colonisation moderne dans des conditions aussi favorables que celles où se trouvait autrefois la population conquérante.

(B) En traitant de la mortalité, nous avons constaté que, indépendamment de l'immigration, la population avait augmenté par la diminution de la mortalité et par l'augmentation des naissances; nous avons aussi signalé les causes toutes accidentelles qui avaient exagéré le chiffre des décès, soit chez les adultes, soit chez les enfants.

Si la population augmente par ses voies normales, l'acclimatement est non-seulement possible, mais réel.

(C) Les faits qui démontrent l'influence constante de l'assainissement, résultat de la grande culture et des emménagements des terres, sont aujourd'hui très nombreux.

Nous allons en signaler quelques-uns des plus importants. A l'appui de sa thèse, notre très honoré confrère a écrit: « Ni l'or, ni la constance des papes, ni l'habileté des Médicis et des Léopold n'ont pu assainir les plaines infectes de la Romagne et de la Toscane. »

N'y aurait-il pas erreur ou exagération dans une pareille assertion? N'est-elle pas en opposition manifeste avec les faits?

préféré perdre leur nationalité et se fondre dans les nouveaux dominateurs du pays plutôt que d'émigrer, il faut bien que ce pays ait des vertus ou tout au moins des fascinations étranges.   Em. CARREY.

Dans une question de ce genre, il nous paraît inutile d'argumenter sur nos propres impressions ; nous nous bornerons à dire qu'en traversant quelques-unes de ces contrées, nous avons éprouvé cette satisfaction intime que donne la vue de la lutte de l'homme contre les éléments.

En parlant du climat des Maremmes, l'un des professeurs les plus distingués de l'Université de Pise, le docteur Barzelotti, ajoute : « La dépopulation se continuait depuis le moyen âge jusqu'à notre temps, sous l'influence du mauvais air, lorsque Léopold Ier, avec une intelligence et une munificence sans égale, eut entrepris de rendre à toutes ces contrées désolées, le bon air et la possibilité de vivre. Léopold II a recueilli l'héritage, et l'a fait si habilement fructifier que depuis seize ans il rend annuellement à la culture 6, 8, 10, jusqu'à 30 lieues carrées. »

C'est donc avec orgueil que le grand duc de Toscane pouvait dire à M. de Lamartine : « Je travaille dans le sens de la nature », car les résultats les plus heureux couronnaient ses succès, et dans la province de Grossetto, la population qui était en 1814 de 54,000 âmes, arrivait en 1843 à 76,000.

Si la population n'augmente que lorsque les conditions hygiéniques lui donnent une vie meilleure, en diminuant les chances de la maladie, il faut nécessairement attribuer une grande valeur à un accroissement aussi significatif.

Le docteur Ed. Carrière, après avoir énuméré en termes aussi simples que précis, les moyens employés par le père Ximénès et l'ingénieur Fossombroni, pour opérer la transformation des Maremmes toscanes, passe en revue « ces magnifiques travaux qui ont eu pour résultat la civilisation de la terre arrachée à la barbarie du désordre pour faire régner sur elle l'harmonie de la fécondité ! »

Mais revenons à l'Algérie où nous trouverons des exemples frappants de cette vérité : « l'insalubrité, quand elle est le résultat de causes appréciables, ne résiste pas à la main des hommes (1). »

La première année d'exploitation de leur magnifique domaine de Staouëli (1843), les trappistes perdirent 8 frères sur 28, et sur les 150 soldats des compagnies de discipline que le gouvernement avait mis à leur disposition, 47 furent victimes de la fièvre.

A cette époque, l'ancien camp retranché des Turcs représentait sur sa surface de 1200 hectares, une vaste solitude hachée de ravins, couverte de broussailles serrées, de palmiers nains inextricables. Aujourd'hui que 45 hectares enclos de murs (3 orangeries, 7 hectares de geraniums, 14 hectares de vigne, etc.) environnent le monastère (2) ; aujourd'hui que près de 800 hectares de terres défrichées et drainées sont plantés d'arbres de toute nature ou semés en céréales ; malgré le nombre plus considérable de frères (110 dont 12 revêtus du caractère sacerdotal), on n'a eu à déplorer dans l'année qu'un seul décès.

(1) Au début de la construction des chemins de fer, les fièvres intermittentes atteignaient plus du douzième du personnel.

Le médecin en chef de la Compagnie de l'Est avait pu observer par lui-même dans la vallée de Lutzelbourg (Bas-Rhin), une épidémie de fièvres intermittentes qui avait atteint près des trois quarts des habitants de la vallée..... Les travaux d'assainissement entrepris avec beaucoup de zèle par les ingénieurs des compagnies ont, sinon fait complétement disparaître, au moins considérablement diminué ces maladies. — La vallée de Lutzelbourg en particulier est complétement assainie.

Docteur OULMONT.

(2) Pour moi, je n'ai pas vu en Algérie une plus belle colonie que celle de ces humbles religieux à qui il n'avait été donné qu'un très mauvais terrain et qui n'apportaient avec eux pour les défricher, ni crédit de la banque, ni capitaux.   X. MARMIER.

L'intérêt et la grandeur morale de ce monastère s'accroissent par l'image de la bataille de Staouëli. Il n'est pas indifférent que le christianisme colonisateur accomplisse ses premières œuvres sur le théâtre d'une victoire dont les résultats furent décisifs.   A. POUJOULAT.

Pendant notre visite à Staouëli, le 26 mars 1860, nous n'avons pas trouvé un seul malade à l'infirmerie, et nous avons constaté avec la plus vive satisfaction que le bien-être et l'aisance se répandaient même en dehors et autour du couvent.

Dans les premières années de la colonisation, les habitants de Bouffarick étaient décimés par les fièvres; actuellement Bouffarick forme une riche et brillante colonie, un village modèle, entouré de quinze fermes ou exploitations importantes. Les grandes et petites cultures sont parfaitement tenues, de belles et nombreuses plantations abritent la ville contre les vents nuisibles, lui donnent l'aspect le plus riant et contribuent sans contredit à l'amélioration sanitaire du pays; la population a doublé en cinq ans, elle s'élevait en 1857 à 6,000 âmes.

Nous pourrions multiplier les exemples : le Fondouck, Aïn-Taya, Koléah, Marengo, etc... tous nous prouveraient l'extension des travaux de l'agriculture et des cultures industrielles; l'accroissement de la population; la nécessité de créer de nouveaux centres, partant les progrès de l'acclimatement.

Comment s'expriment les écrivains que nous avons cités plus haut? MM. Martin et Foley démontrent dans leur important ouvrage (*De l'acclimatement en Algérie au point de vue statistique*) :

1° L'impuissance du climat à produire la désastreuse mortalité dont on l'avait accusé;

2° L'erreur d'appréciations inexactes déduites de l'examen d'une mortalité dont on n'avait point analysé les causes, et qu'on n'avait étudié qu'en bloc.

Comme déductions ils admettent :

1° Que l'acclimatement sera d'autant plus facile et insensible que l'immigrant viendra d'un pays plus analogue à l'Algérie;

2° Que l'acclimatement sera d'autant plus laborieux et pénible que la constitution des individus s'éloignera de celle de l'indigène.

Ils font observer avec raison que leurs adversaires se sont trop préoccupés de l'élément militaire. Le soldat venu du nord de la France, ou l'engagé volontaire parfois peu vigoureux, ne sont pas dans des conditions aussi favorables que le vrai colon déjà familier avec les travaux des champs, qui choisit sa localité, qui résiste à la fatigue.

Le docteur Félix Jacquot adopte les mariages arabo-européens proposés par le docteur Vital (*Gazette médicale de Paris*), comme pouvant fournir une population apte aux conditions climatériques du pays ; il soutient que l'acclimatement des Européens a été possible, facile même dans des conditions moins avantageuses que celles qui existent en Algérie (1).

« Tout le monde sait, s'écrie le docteur Cazalas, et personne ne songe à le contester, qu'en raison de la merveilleuse flexibilité de son organisation propre à se plier aux exigences des latitudes les plus extrêmes, l'homme peut vivre et se perpétuer dans tous les climats, etc...

» Mais si, par acclimatement en Algérie, on entend la possibilité d'y vivre en colonisant, de façon que la population immigrante et créole, malgré les fatigues et les maladies du climat auxquelles elle sera plus ou moins exposée, y prenne néanmoins un essor progressivement prospère en raison des

---

(1) Il est certain que pour l'homme comme pour les animaux le mélange des races est un moyen efficace d'amélioration.

Pourquoi ce grand principe du croisement qui se traduit par des résultats si extraordinaires sur les chevaux, les vaches et les moutons, ne serait-il pas heureusement appliqué pour la perfectibilité de l'homme? La physiologie et l'hygiène n'ont-ils pas donné à ce principe une éclatante sanction, quand il s'est accompli dans des conditions bien entendues de force et de santé chez les parents, de légitimité des liens, d'aisance et de bien-être?

conditions matérielles d'existence, la question ne me paraît pas douteuse. » (Dr Armand.)

M. Louis de Baudicourt trouve qu'en Afrique « on se porte tout aussi bien et souvent mieux qu'en France, seulement comme le climat est autre, les maladies affectent d'une manière différente : en changeant de climat on s'expose donc à de nouvelles maladies, mais comme on en évite d'autres, il y a compensation.

» Il ne faut pas attribuer à l'insalubrité des lieux, des maux qui tiennent à des causes purement accidentelles, aux imprudences des colons, à leur mauvaise installation, à leur malheureuse ignorance des lois de l'hygiène.

» Si les remuements de terre et les défrichements avaient une influence funeste, comment expliquer que depuis que l'on cultive, le nombre des malades va en décroissant pour la population civile, bien qu'elle augmente elle-même dans de notables proportions. »

Dans ses intéressants feuilletons du *Moniteur universel*, M. Émile Carrey s'exprime en ces termes :

« Avant tout, je commence par déclarer que, dans ma pensée bien arrêtée, l'homme et surtout le blanc peut s'acclimater, travailler et prospérer sur tous les points du globe habité...

» De plus, notre colonie, grâce à son climat et à sa végétation intermédiaires mixtes entre les nôtres et ceux des contrées intertropicales, est favorable à la fois aux émigrations de tous les peuples des deux grandes zones du globe.

» Quelles sont les conditions les plus favorables à ces acclimatations? Je dirai qu'en Algérie aussi bien qu'en tout pays, la manière la plus facile de s'acclimater est de prendre peu à peu le régime du pays. »

Les conseils aux immigrés pour ce qui concerne leur hygiène spéciale, doivent porter principalement sur l'habitation, les vêtements, l'alimentation.

Nous nous bornerons nécessairement à des indications très sommaires, renvoyant ceux qui désireraient de plus amples détails à la thèse du docteur Kolb (*Hygiène de l'Algérie*), aux deux volumes de M. N. Périer, dans l'exploration scientifique de l'Algérie.

Habitations. — Choisir une habitation saine (1), convenablement située au nord, abritée du brouillard et du siroco par des rideaux d'arbres, construite depuis quelques mois, exempte d'humidité, assez grande pour éviter l'encombrement, abondamment aérée, munie de systèmes bien entendus pour l'écoulement facile des substances solides et liquides.

Vêtements. — La première de toutes les conditions, c'est de bien se couvrir pour garantir le corps des brusques changements de température et pour le prémunir contre les rayons solaires. Imitons les Arabes, adoptons des habits de laine assez vastes pour ne pas serrer le corps et empêcher la transpiration insensible de s'évaporer. Ne négligeons pas en outre l'usage des gilets de flanelle, des ceintures et des chemises de coton.

Alimentation. — Dans les pays chauds, une moins grande quantité d'aliments est nécessaire pour suffire à l'oxydation (2), mais comme, d'autre part, les pertes sont plus considérables, il faut de toute nécessité se servir d'aliments réparateurs. Les

(1) La construction des maisons des Maures algériens est parfaitement adaptée au climat. Incessamment blanchies à l'extérieur, elles réfractent la chaleur au lieu de l'absorber ; leurs murs épais mettent les habitants à l'abri des variations atmosphériques du dehors ; des fenêtres étroites ne laissent pénétrer ni pluie ni soleil, et leurs toits transformés en terrasses permettent de respirer à l'aise les brises du soir.

(2) L'habitation en Algérie impose aux Européens des règles d'abstinence qu'ils ne transgresseront pas impunément. La nourriture forte accompagnée de boissons ou de liqueurs stimulantes est une faute.

N. PÉRIER.

viandes de bœuf et de mouton, les œufs de poule (1), le lait(2) remplissent ce but.

Les viandes salées et fumées ne sont pas d'une bonne application (3).

Les aliments végétaux, nombreux et variés, forment le complément de ceux que l'on tire du règne animal. Les céréales de l'Algérie, remarquables par leur beauté et leur bonté, fournissent un pain délicieux.

Boissons. — La qualité des eaux influant grandement sur la santé, il faut autant que possible éviter les eaux trop riches en sels calcaires. Il est souvent utile de les rendre plus toniques par l'addition d'un peu d'eau-de-vie, ou mieux encore d'une infusion de thé ou de café (4). Avant tout, il faut éviter de boire lorsque le corps est en transpiration (5).

§ V. — *Influence climatérique sur les organes respiratoires.*

Chaque pays possédant son règne pathologique spécial, c'est ici le moment de déterminer celui qui est plus particulier à l'Algérie. Tout en évitant des détails superflus, nous allons établir quelques principes généraux.

Dans les pays septentrionaux, en raison de l'abaissement de la température, l'air est plus vif, plus condensé, partant

(1) L'œuf est l'aliment le plus complet que l'on connaisse, puisque la quantité d'azote qu'il contient égale, d'après M. Moleschott, le tiers de son poids.

(2) Le lait, aliment par excellence, nourrit le plus possible sous le moindre volume possible.

(3) Les salaisons ne sont, d'après l'expression pittoresque du docteur Fonssagrives, que des aliments de haute nécessité.

(4) Par leur richesse en matières organiques et inorganiques, le thé et le café ont en outre des effets nutritifs évidents.

(5) M. Becquerel donne les préceptes suivants pour boire, le corps étant en moiteur :

1° Ajouter à l'eau une substance étrangère (sucrée ou alcoolique).;

2° Boire avec modération;

3° Faire précéder la boisson froide d'un aliment solide.

plus chargé d'oxygène sous un même volume. Il s'en suit de
là une respiration plus active, une plasticité plus grande du
sang qui prédispose l'organisme aux maladies congestives,
aux inflammations.

Dans les pays méridionaux au contraire, la dilatation plus
considérable de l'air sous l'influence d'autres conditions
météorologiques, rend l'atmosphère ambiante moins riche en
oxygène; partant la respiration est moins active : le sang
tend à s'appauvrir et l'appauvrissement du sang réagit sur le
système nerveux pour le rendre plus impressionnable.

En présence d'une cause permanente d'appauvrissement,
en présence des pertes plus considérables en sécrétions et
perspiration insensible, etc... il faut avoir recours à une
nutrition plus abondante; mais alors-les organes qui président
à la digestion, et à l'assimilation organique se fatiguent, et à
la fatigue succède bientôt la maladie.

Voilà donc une première série d'altérations ayant leur siége
dans les viscères abdominaux.

La deuxième reconnaît pour cause le séjour dans les lieux
marécageux ou insalubres.

Soit que l'on invoque l'effluve, le miasme paludéen, soit
que l'on accorde plus d'importance aux conditions thermo-
hygrométriques de l'atmosphère, on constate des lésions
afférentes plus particulièrement au foie, à la rate, au système
nerveux du grand sympathique, parfois même de l'axe
cérébro-spinal.

Les transitions brusques et instantanées de température
engendrent ce que l'on appelle communément les refroidissements, et ces refroidissements sont le principal élément
étiologique des troubles des fonctions respiratoires qui ren-
trent dans une troisième série d'altérations.

Les deux premières sont sans contredit les plus fréquentes,
les plus graves, mais comme elles sont en dehors de notre
cadre, nous nous occuperons plus particulièrement de la
troisième.

Parmi ces dernières, on a par ordre de fréquence : les bronchites, les pleurésies, les pleuropneumonies, les pneumonies, les phthisies, puis les laryngites, le croup, l'emphysème pulmonaire. L'hiver est naturellement la saison qui prédispose le plus aux affections catarrhales.

N° 5. — *Gazette médicale de l'Algérie. Décès par nature de maladies, âges, sexes, nationalités (période 1852-1859).*

NATURE DES MALADIES.	1852	1853	1854	1855	1856	1857	1858	1859	TOTAL.
Fièvres intermittentes, rémitt., pernicieuses.	107	93	111	103	95	219	228	231	1,187
Fièvres typhoïdes. . . .	43	53	93	142	191	130	105	177	936
Affections pulmonaires	178	256	287	285	284	262	218	288	2,058
Phthisies pulmonaires.	130	136	120	146	172	203	199	233	1,339
Affections diverses. . .	1,231	1,065	1,256	1,585	1,914	1,906	1,444	2,433	13,426
Total.	1,691	1,603	2,267	2,461	2,656	2,720	2,194	3,362	18,954
Population . .	52,979	58,386	59,949	53,685	54,789	60,101	64.020	65,001	463,910
AGES.									
De 1 jour à 12 ans. . . .	926	775	1,302	1,262	1,282	1,229	916	1,551	
De 12 à 20 ans.	63	58	72	84	78	81	104	124	
De 20 à 50 ans.	428	451	518	1,018	768	967	737	1,221	
Au-dessus de 50 ans. .	274	310	375	292	333	443	437	466	
SEXES.									
Hommes	915	891	1,267	1,732	1,499	1,770	1,382	2,102	
Femmes.	776	712	1,000	924	962	950	812	1,260	
NATIONALITÉS.									
Européens.	1,034	879	1,540	1,922	1,731	1,949	1,516	2,579	
Israélites.	129	161	485	200	492	179	449	168	
Musulmans.	528	563	542	534	538	592	529	615	

Moyenne des huit années.

Fièvres intermittentes . .	6,26 p. 100 des décès.	0,25	de la population.
Fièvres typhoïdes. . . .	4,93	—	0,20	—
Affections de poitrines. .	10,80	—	0,38	—
Phth sies.	7,01	—	0,28	—

Européens . . . . 4,22 p. 100
Israélites. . . . . 2,75 —
Musulmans. . . . . 4.24 —

Le tableau n° 5, contenant d'après la *Gazette médicale de l'Algérie*, les décès constatés dans la période de huit années, va nous donner les éléments les plus précis pour élucider la question.

Pour une population de 465,910 âmes, nous avons 18,954 décès, ou 40,70 sur 1000.

Ces décès se répartissent de la manière suivante :

Fièvres intermittentes, pernicieuses, rémittentes et typhoïdes	2,123
Affections thoraciques	3,397
Maladies diverses	13,426

Soit, pour les maladies pulmonaires, une proportion de 17,81 pour 100 des décès ; 0,66 pour 100 de la population.

A l'hôpital civil, en dix-huit ans, la proportion a été de 18,26 pour 100 des décès.

Hôpital civil, de 1840 à 1857, sur 7,803 décès, on en compte 1425 pour affections thoraciques :

Phthisies	623
Bronchites	470
Pneumonies	152
Pleuropneumonies	110
Pleurésies	41
Croups	23
Emphysèmes pulmonaires	6

A l'hôpital militaire, elle est descendue à 7,05, mais dans ces chiffres n'étaient pas compris les 199 congés de réforme et de convalescence.

Hôpital du Dey (période de onze ans, 1845 à 1855), mortalité de 4,767 individus.

Phthisies	138
Pneumonies	140
Pleurésies	30
Bronchites	20
Emphysèmes pulmonaires	3
Laryngites	2
Apoplexies pulmonaires	8

Congés . . 199 { 187 congés de convalescence.
              { 12 congés de réforme.

Si l'on considère qu'à Paris le tiers de la mortalité provient des maladies thoraciques [phthisie, pneumonie et bronchite](1), qu'à Londres la proportion est de 31,5 pour 100, et à Nice de 25,1 , nous serons autorisé à dire que la rareté des maladies des organes de la respiration à Alger se trouve parfaite· ment démontrée, et que par conséquent les influences climatériques sur ce genre de lésions sont des plus heureuses !

§ VI. — *Existence de la phthisie à Alger.*

Dans les 3,397 affections thoraciques observées à Alger pendant les huit dernières années, la· phthisie figure, pour 1,339 cas.

C'est une proportion de 28 pour 100 de la population, 7,04 pour 100 des décès, ou 1 sur 14,15.

A Londres, cette proportion est de   1 : 8
A Paris. . . . . , ...   1 : 5 (2)
A Naples . . . .   1 : 8
A Nice . . . .   1 : 7

La phthisie existe donc dans la ville et sa banlieue, nous allons voir dans quels rapports elle frappe la population européenne et indigène.

On a objecté que cette statistique laissait à désirer, parce

(1) D'après les calculs si consciencieux et si précis de M. Trébuchet ; dans une période de 10 ans, il a enregistré à Paris :

Phthisies, moyenne annuelle. . . . 4,261 décès
Bronchites. 2,222   —
Pneumonies 2,634   —
                                   ———————
                                   9,117

C'est-à-dire le tiers de la moyenne de la mortalité totale.

(*Annales d'hygiène*, t. XLV.)

(2) D'après le docteur Boudet, 5 sur 7 des habitants de Paris auraient dans les poumons des tubercules de forme et de grosseur diverses.

que plusieurs cas de véritable phthisie figuraient sur les rapports du médecin vérificateur des décès comme des cas de pneumonie ou de bronchite chroniques; sans doute cette confusion a pu et peut encore exister, mais elle n'a pas beaucoup d'importance, si l'on réfléchit que toutes ces affections pulmonaires prises en bloc ne s'élèvent qu'au chiffre de 2,058, c'est-à-dire 0,38 pour 100 de la population ; 10, 80 pour 100 des décès ou :: 1 : 9,21.

Quoi qu'il en soit, nous allons consigner ici les résultats auxquels nous ont conduit des recherches statistiques faites avec le plus grand soin (1); tableau n° 6.

Période de trois ans (1857, 1858, 1859).

Alger. . . . 5,578 décès pour toutes causes. 394 phthisiques.
Mustapha . . 1,237 　　—　　　　—　　　144　　—
Hospice civil. 1,335　　　—　　　　—　　　108　　—

　　　　　8,150 décès.　　　　　643 phthisiques.

C'est-à-dire 7,52 pour 100 des décès .

Par nationalités.

Européens. . . 3,657 décès. 258 phthisiques, ou 7,06 p. 100
Musulmans. . . 1,492　—　102　　—　　　6,83　　—
Israélites. . . . 　429　—　34　　—　　　7,22　　—

Par sexes (décès par phthisie).

	Homm.	Femmes.	Total.
Européens.	184	74	258
Musulmans	53	49	102
Israélites	24	10	34

(1) M. Sarlande, maire d'Alger, et M. Weyer, maire de Mustapha, voudront bien accepter nos remerciements les plus sincères pour l'empressement qu'ils ont mis à nous faire communiquer les registres de l'état civil, et à nous fournir les états mortuaires des 3 années (1857-58-59).

N° 6. — *Ville d'Alger. Résumé de nos statistiques particulières.*
(*Période de trois ans.*)

NATIONALITÉS.	DÉCÈS par toutes causes.			DÉCÈS par phthisie.		
	1857	1858	1859	1857	1858	1859
Européens.	1,045	786	1,826	79	86	93
Musulmans	465	451	576	35	31	36
Israélites	134	114	181	8	15	8
Alger.	1,644	1,351	2,583	122	132	137
Mustapha.	502	497	238	52	50	12
Hôpital civil . . .	415	401	519	46	25	37
Total. . . .	2,561	2,249	3,340	220	207	186

OBSERVATIONS.

Maladies de poitrine en général. 723
Fièvres intermittentes et pernicieuses. 462
Fièvres typhoïdes 175

Proportion des phthisies aux décès, par nationalités.

Européens. . . . . 7,06 p. 100
Musulmans. . . . . . . 6.83 —
Israélites. . . . . 7,22 —

Par sexes.

Européens, hommes 184 femmes 74 = 258
Musulmans   —   53   —   49 = 102
Israélites   —   21   —   10 = 31

Total. 258   133 = 391

Dès à présent nous ferons observer que d'après le tableau n° 5, pour les huit dernières années, la moyenne de la mortalité était :

12

Pour les Européens , de . . . . . . 4,22 p. 100
Pour les Musulmans . . . . 4,24 —
Pour les Israélites. . . . . 2,75 —

C'est-à-dire pendant que la mortalité générale des Israélites est à la mortalité des Européens ∷ 2,75 : 4,22, la phthisie chez les premiers est à la phthisie chez les derniers ∷ 7,22 : 7,06.

Hôpital civil (1856-59 : 4 années), docteur Ferrus, médecin en chef.

	Malades.	Décès.	Fièvres pernicieuses.	phthisies pulmonaires.
1856. . . .	6,017	314	16	32
1857. . . .	8,246	415	49	46
1858. . . .	8,436	401	46	25
1859. . . .	6,900	519	48	37
	29,599	1,649	159	140

Nationalités.	Français.	Hommes. . . 54 } 81
		Femmes. . . 27
	Espagnols . .	Hommes. . . 14 } 26
		Femmes. . . 12
	Divers. . . .	Hommes. . . 17 } 22
		Femmes. . . 5
	Indigènes . .	Hommes. . . 10 } 11
		Femmes. . . 1

Total. 140

Ages.	Avant 20 ans. 12
	De 20 à 25 ans. 14
	De 25 à 30 ans. 19
	De 30 ans et au delà . . 95

140

Professions. . . .	Journaliers. 50
	Divers 41
	Sans profession. 49

140

Séjour d'hôpital. . $\left\{\begin{array}{l}\text{Une semaine . . . . 35}\\ \text{Un mois . . . . 41}\\ \text{Au-delà . . . . 58}\end{array}\right.$

Jours de séjour 4,610 — moyenne 32 jours 2/3 par chaque malade.

Rapport des décès aux malades : 29,599 : 1649 :: 100 : x = 5,57, c'est-à-dire :: 1 : 17,95.

Rapport des décès par toute maladie aux décès par fièvres : 1649 : 159 :: 100 : x = 9,64, c'est-à-dire :: 1 : 10,37.

Rapport des décès par toute maladie aux décès par phthisie : 1649 : 140 :: 100 : x = 9,03, c'est-à-dire :: 1 : 11,77.

Hôpital militaire (1856-59 : 4 années), docteur Léonard, médecin en chef.

	Malades.	Décès.	Phthisies pulmonaires.	Fièvres rémittentes, pernicieuses.	Fièvres typhoïdes.
1856 (1) .	10,108	606	25	28	113
1857. . .	11,704	411	28	50	49
1858. . .	7,435	164	23	39	9
1859 (2).	9,585	588	31	53	105 (3)
	38,829	1,769	107	170	276

Ages. . . . . . $\left\{\begin{array}{l}\text{De 17 à 20 ans. . . . 4}\\ \text{De 20 à 25 ans. . . . 62}\\ \text{De 25 à 30 ans. . . . 16}\\ \text{De 30 et au-delà. . . 25}\end{array}\right\}$ 107

Provenance . . $\left\{\begin{array}{l}\text{Région du Nord . . . . 49}\\ \text{— du Centre . . . 33}\\ \text{— du Midi . . . . 21}\\ \text{Indigènes. . . . . . . 4}\end{array}\right\}$ 107

Grades. . . . . $\left\{\begin{array}{l}\text{Soldats. . . . . 88}\\ \text{Sous-officiers. . . . . 15}\\ \text{Officiers . . . . 4}\end{array}\right\}$ 107

(1) Expédition de Kabylie.
(2) Choléra.
(3) Conscrits venus de France.

Rapport des malades aux décès : 38,829 : 1769 :: 100 : x = 4,55 p. 100 ou 45,5 p. 1000, c'est-à-dire :: 1 : 22,00.

Rapport des décès aux phthisiques : 1769 : 107 :: 100 : x = 6,04 p. 100 ou 60,4 p. 1000, c'est-à-dire :: 1 : 16,53.

Rapport des fièvres pernicieuses : 1769 : 170 :: 100 : x = 9,60 p. 100 ou 96 p. 1000, c'est-à-dire :: 1 : 10,40.

Rapport des fièvres typhoïdes : 1769 : 276 :: 100 : x = 15,94, c'est-à-dire :: 1 : 6,40.

Prison civile d'Alger (1856-59 : 4 années). Gardien chef dirigeant M. Stulty, docteur Wolters, médecin. — 1,491 malades, 27 décès (23 indigènes, 4 Européens), dont 17 phthisiques : 27 : 17 :: 100 : x = 62,96 p. 100.

Maison centrale de l'Hàrrach (du 1er janvier 1856 au 1er mars 1860), docteur A. Payn, médecin de colonisation à Hussein-Dey. Détenus 1,153, malades à l'infirmerie 789 ; décès pour toutes causes, 153 ; pour cause paludéenne et accès pernicieux, 19 ; par fièvres adynamiques et typhoïdes, 9 ; par phthisie, 57. 153 : 57 :: 100 : x = 37,25 p. 100.

Il résulte évidemment de là que :

1° La phthisie pulmonaire existe à Alger, dans la population européenne ou immigrante, comme chez les indigènes ;

2° Cette affection y est plus rare que dans d'autres stations des côtes de la Méditerranée et de beaucoup plus rare qu'à Paris.

§ VII. — *De l'antagonisme de la phthisie avec les fièvres intermittentes et les fièvres typhoïdes.*

C'est encore à M. le docteur Boudin que revient l'honneur d'avoir le premier formulé cette loi pathologique, tour à tour vivement attaquée par d'éminents confrères et non moins énergiquement défendue par lui, avec les ressources d'un esprit profond d'investigation et d'une érudition des plus étendues.

« Par antagonisme, dit-il, j'entends le principe en vertu duquel une diathèse ou un état morbide confère à l'organisme une immunité plus ou moins prononcée contre certaines manifestations pathologiques. »

Voici les principales conclusions de ses travaux :

1° Les localités dans lesquelles la cause productrice des fièvres intermittentes endémiques imprime à l'organisme une modification profonde, se distinguent par la rareté relative de la fièvre typhoïde et de la phthisie pulmonaire.

2° Les localités dans lesquelles la fièvre typhoïde et la phthisie pulmonaire sont fortement dessinées, se font remarquer par la rareté et le peu de gravité des fièvres intermittentes contractées sur place.

3° Le desséchement d'un sol marécageux semble disposer l'organisme à une pathologie nouvelle dans laquelle se font remarquer la phthisie pulmonaire et la fièvre typhoïde.

4° Après avoir séjourné dans un pays à marécages, l'homme présente contre la fièvre typhoïde une immunité dont le degré et la durée sont en raison directe et composée de la durée du séjour antérieur, de l'intensité de la fièvre.

5° Les conditions de latitude et de longitude géographique et d'élévation, qui posent une limite à la manifestation des fièvres de marais, établissent également une limite à l'influence médicatrice de l'élément marécageux (1).

6° Certaines conditions de race et peut-être de sexe, en diminuant l'impressionnabilité de l'organisme pour la cause productrice des fièvres de marais, amoindrissent en même temps l'efficacité médicatrice de cette cause.

(1) A peu d'exceptions près, la maligne influence des marécages ne se fait guère sentir à plus d'une lieue de distance. Dans les postes de la Mitidja, les maladies ont été promptes et funestes; quelques fièvres moins fortes se sont manifestées à Kouba ; à une certaine élévation (difficile à déterminer) l'influence morbifique des miasmes ne se fait plus sentir.   Colonel LEMERCIER.

Loin de nous la pensée de vouloir raviver ici dans toutes ses parties cette intéressante polémique ; nous voulons seulement énoncer les considérations qui se sont présentées à notre esprit pour nous empêcher d'adopter toutes les idées de notre très éminent confrère.

Un premier fait incontestable, c'est la rareté de la phthisie dans les contrées marécageuses, même lorsqu'elles ont subi par les travaux des hommes, des transformations capables de modifier quelques-unes des conditions de leur climat ; mais ce fait est-il tellement en dehors de nos connaissances médicales pour qu'il soit nécessaire de le rattacher à une nouvelle doctrine, de l'énoncer par une nouvelle dénomination ? Nous ne le pensons pas.

Dès les premiers temps de la médecine, nos maîtres à tous ont reconnu une action dérivative qui fait que le système pulmonaire ne se trouve pas affecté, lorsque les organes gastro-entériques sont en souffrance ; toute la médication révulsive, certains états physiologiques, les métastases, les crises parlent très haut en faveur de ce principe.

Si par le fait de la pathologie spéciale des pays chauds, le foie et la rate sont plus souvent le siége d'affections organiques, on conçoit que les poumons doivent jouir d'une certaine immunité. Hippocrate avait signalé ces phénomènes d'antagonisme. Ceux qui ont des hémorrhoïdes ne sont pris ni de pleurésie, ni de pneumonie, etc., etc.

C'est donc une influence relative. Sur le sol marécageux on ne rencontre que peu de phthisiques, par cela seul qu'il développe des affections plus graves dans d'autres organes importants du corps.

Indépendamment de cette influence, il en est d'autres que l'on peut rattacher aux conditions essentielles du climat.

L'atmosphère la plus favorable au traitement des affections chroniques de la poitrine, est celle où règne avec un certain état d'humidité, une température assez élevée, un calme dans la ventilation, une modération dans les phénomènes électriques. Or, comme ces conditions climatériques se retrouvent à un haut degré dans quelques localités maremmatiques, on conçoit faisément qu'elles doivent modifier heureusement les germes ou les premières manifestations des maladies spéciales de la poitrine.

Il n'est donc pas nécessaire d'invoquer la loi d'antagonisme lorsqu'on peut expliquer le fait de la rareté de la phthisie par ce fécond principe de la dérivation, par des conditions climatériques spéciales (1).

Nous sommes d'autant moins portés à admettre la nécessité de cette loi d'antagonisme que nous avons émis depuis

(1) Dans l'exploration scientifique de l'Algérie, M. N. Périer énumère une série d'arguments qui viennent à l'appui de notre manière de voir.

On sait que les influences endémiques ou épidémiques subordonnent à leur empire et s'approprient en quelque manière toutes les affections intercurrentes. M. le professeur Trousseau dit que la fausse chlorose chez les femmes prédisposées aux tubercules est un gage d'immunité, en ce sens que l'appauvrissement du sang rend moins fréquentes les phlegmasies pulmonaires à la suite desquelles les tubercules se manifestent ou se ramollissent avec tant de rapidité.

Or, la force de l'anémie qui dérive de l'infection miasmatique ne serait-elle pas l'une des causes qui peuvent influer sur la marche de la phthisie, et rendre rare cette maladie dans les pays palustres ?

Si l'on rencontre peu de phthisiques chez les habitants des marais, cela tient en partie à ce que les jeunes enfants et les enfants mal constitués ont été promptement victimes de l'insalubrité des lieux.

La puissance de l'intoxication marécageuse, en modifiant profondément l'organisme, en affectant certains viscères, en protégeant certains autres, après n'avoir permis de vivre qu'aux individus les moins prédisposés aux maladies dont on apporte le germe en naissant, rentrerait dans les lois en vertu desquelles il est des principes morbifiques, des phénomènes morbides qui se repoussent, comme il en est qui s'attirent.

Il y a là substitution d'une maladie à une autre.

D'ailleurs pourquoi ne pas admettre qu'il y a dans la nature physique, comme dans l'organisme moral, des antipathies et des sympathies?

longtemps des idées particulières sur l'essence des fièvres intermittentes.

M. Boudin rattache la cause de la fièvre au développement d'une végétation propre aux lieux marécageux.

Pour lui, un fait initial incontestable , c'est [l'existence d'une matière organique, d'un élément azoté qui se forme par la macération dans une eau stagnante et échauffée de nombreux débris des règnes animal et végétal. Cette matière organique est partout, dans l'eau stagnante, à la surface du sol, dans l'atmosphère ; sous l'influence de conditions inhérentes à la localité , il s'opère entre elle et les sulfates de chaux peu solubles dans l'eau, des sulfures solubles, partant de l'hydrogène sulfuré qui se manifeste dans l'air par une odeur caractéristique.

Sans pouvoir affirmer que cet hydrogène sulfuré constitue le poison direct qui frappe l'organisme, et soit la cause véritable de la perturbation qui a des caractères si précis, on se trouve en présence d'un commencement de vérité.

En 1850, dans un mémoire présenté à la Société de médecine de Paris, et imprimé par décision de la Société dans la *Revue médicale et étrangère*, nous avons cherché à prouver que la fièvre intermittente peut se produire sous des conditions autres que celles du miasme paludéen ; nous avons cité des cas recueillis en Toscane et en Corse, où la fièvre avait été guérie par une médication qui n'était pas l'anti-périodique.

Nous écrivions alors :

« En médecine il faut étudier les faits dans leur ensemble et dans leurs relations réciproques ; il n'y a de théories diverses (1) sur l'étiologie des fièvres que parce que chacun

(1) Les miasmes paludéens n'existent que dans l'imagination des personnes qui en parlent. Les phénomènes thermo-électro-hygrométriques de l'atmosphère, par l'ensemble, l'intensité et la variabilité de leur action sont les causes fébrigènes que nous appellerons causes éloignées de la fièvre. Les perturbations physiologiques qui sous leur influence se pro-

des éléments admis comme cause productrice chez un auteur est en réalité une des conditions nécessaires, indispensables à la manifestation du phénomène fièvre.

« Quoique les recherches de chimie les plus délicates aient démontré que l'air pris à la surface d'un étang dans ces pays marécageux contient les mêmes principes que celui recueilli au sommet d'une montagne, admettons le miasme, mais n'oublions pas pour le moment qu'il n'entre en action que sous l'influence de conditions particulières : variations brusques de la température ; défaut d'équilibre qui s'établit dans l'atmosphère au coucher du soleil et au lever de l'aurore ; chaleur du jour ; humidité dans l'atmosphère due à la vapeur d'eau. »

Notre nouveau séjour en Afrique nous a confirmé dans ces idées, et nous a inspiré un programme d'études du plus haut intérêt.

duisent dans tout l'organisme et notamment la perversion fonctionnelle du système nerveux, sont les causes prochaines de l'état fébril.

Dr ARMAND.

Dr *Minzi.* « Il n'est pas impossible qu'un modificateur particulier non concevable à la pensée (*inconcepibile della mente*), inconnu aux sens, qui échappe aux instruments de physique et de chimie, existe dans l'atmosphère des marais pontins et constitue l'indispensable élément des fièvres intermittentes ; mais il reste inactif et inoffensif pour l'économie animale, à moins que des circonstances particulières ne concourent à provoquer sa morbide activité. »

Dr *Folchi (Sur la nature essentielle des fièvres intermittentes).* « Les vicissitudes atmosphériques qui règnent pendant l'été, déterminent deux effets importants, un désordre grave dans les fonctions de la peau, et une soustraction du fluide thermo-électrique, fluide vital fourni par l'activité du système nerveux. La conséquence du premier effet est une altération des muqueuses intestinales ; celle du second est une altération du système ganglionnaire ; ainsi l'essence de la fièvre intermittente consiste dans le trouble de l'équilibre des éléments de la vie et principalement de ce fluide nerveux ou de cette matière impondérable que la réaction fébrile tend à rétablir dans sa normalité. »

13

Muni d'instruments délicats et précis, nous voudrions établir avec le concours de notre très honoré et savant confrère le docteur E. Millon, des postes d'observations météorologiques sur divers points, plaines, contrées marécageuses, vallées, collines, etc.

En tenant un compte exact de l'état sanitaire de ces localités et de la nature des maladies prédominantes, nous recueillerions les éléments pour résoudre cette importante question.

Ces recherches nous offriraient non-seulement un attrait scientifique, mais encore la confirmation des principes prophylactiques qui doivent dominer dans la vie de tous les jours des colons et de leurs familles.

Si nos idées se confirmaient, comme quelques expériences isolées nous portent à le croire (1), nous saurions pourquoi nous conseillons de porter des vêtements de laine ; de ne sortir le matin qu'après le lever du soleil ; de rentrer le soir au moment où l'astre solaire descend à l'horizon ; de s'exposer le matin avant de sortir et le soir en rentrant, été comme hiver, à une flambade (feu de fagots) ; de ne pas se rendre aux champs avant d'avoir mangé une croûte de pain et pris, soit une tasse de thé ou de café, soit un petit verre d'eau-de-vie.

Un exemple fera mieux comprendre l'ordre d'idées dans lesquelles nous sommes :

Nous avons parlé dans le premier chapitre des conditions toutes favorables d'hygiène, de ventilation, que l'on retrouve dans les vallons de la Boudzaréah. De temps immémorial, les Maures viennent y séjourner pour se guérir des fièvres qu'ils peuvent avoir contracté, soit dans la plaine, soit dans la ville

____

(1) A un même moment de la journée, nous avons constaté dans la température 10, 12, 14 degrés de différence entre le thermomètre placé au fond d'une vallée et celui placé au sommet de la colline !

même : eh bien ! dans ces mêmes localités, des Espagnols y ont pris des fièvres intermittentes et des fièvres pernicieuses.

Les premiers sont restés fidèles à leur manière de vivre, à leur hygiène spéciale de vêtements de laine, d'alimentation modérée, d'heures de travail.

Les seconds y ont apporté leurs habitudes du continent ; après s'être exposés dans des vallées à un soleil très ardent, ils rentraient le corps en sueur au haut de la colline, une simple veste sur l'épaule, buvant à volonté, mangeant de même, bravant le soleil comme les vents, la rosée de l'aurore comme l'humidité du crépuscule !

Que nous apprennent les diverses statistiques citées plus haut ?

Le tableau n° 5 nous fait voir dans une mortalité de 18,954 individus :

1,187 fièvres intermittentes pernicieuses : moyenne de huit années, 6,26 p. 100 des décès, c'est-à-dire :: 1 : 15,88, soit 0,25 de la population ;

936 fièvres typhoïdes : moyenne, 4,93 p. 100, c'est-à-dire :: 1 : 15,96, soit 0,20 p. 100 ;

2,058 affections thoraciques : moyenne 10,80 p. 100, c'est-à-dire :: 19 : 9,21, soit 0,38 p. 100 ;

1,339 phthisies pulmonaires : moyenne 7,01 p. 100, c'est-à-dire :: 1 : 14,15, soit 0,28 p. 100.

La différence, comme l'on voit, est minime. A l'hôpital civil sur 1,649 décès, on compte 140 phthisies pulmonaires, 159 fièvres pernicieuses. A l'hôpital militaire, sur 1769 décès, il y a, 107 phthisies, 170 fièvres remittentes ou pernicieuses et 276 fièvres typhoïdes.

Des circonstances particulières ont augmenté, d'après le savant médecin en chef du Dey, ce chiffre de maladies : l'expédition de la Kabylie en 1856 ; et en 1859 à la suite des événements de la guerre d'Italie, l'envoi en Algérie d'un grand nombre de conscrits venant de toutes les parties de la France.

Ces faits nous paraissent très significatifs pour diminuer la valeur de la loi d'antagonisme.

Dans la prison centrale d'El Harrach, destinée, comme nous l'avons vu, aux indigènes soumis à l'influence des effluves ou miasmes de la Mitidja, nous voyons régner côte à côte ces trois terribles maladies.

Sur 1153 habitants, 789 décès : 19 par cause paludéenne et accès pernicieux ; 9 par fièvres adynamiques ou typhoïdes ; 57 par phthisie.

Ces résultats ne nous autorisent-ils pas à déclarer hardiment qu'aux pieds de l'Atlas et dans le Sahel algérien, la phthisie vit malheureusement en fort bonne intelligence avec la fièvre intermittente et la fièvre typhoïde ?

CHAPITRE III.

Influence du climat d'Alger sur la phthisie.

§ I. — *Influence du climat sur les diverses catégories
d'habitants.*

> Bientôt l'Afrique injustement
> décriée et tombeau de notre
> armée et de nos colons, va deve-
> nir le rendez-vous de toutes les
> santés délicates de l'Europe.
> (L. DE BAUDICOURT.)

Deux faits principaux ressortent de la longue enquête à laquelle nous nous sommes livré dans le chapitre II.

D'une part, une mortalité plus considérable qu'en France pour les maladies de toute nature; de l'autre, une proportion minime, comparativement à ce que nous observons à Paris et à Londres, des affections de la poitrine et plus particulièrement de la phthisie.

Si l'on ne peut rattacher cette immunité à la loi d'antagonisme du docteur Boudin, nous devons reconnaître d'une manière générale l'influence heureuse du climat sur les maladies des organes respiratoires ; toutefois, il est difficile d'en préciser les limites.

Dans des problèmes de ce genre, nous avons deux termes :

L'un est bien connu, c'est une affection spéciale des poumons, toujours identique avec elle-même, nettement caractérisée par ses symptômes, c'est la phthisie ou la tuberculisation pulmonaire, c'est-à-dire le développement d'une production accidentelle, *sui generis*, que les anatomistes ont appelé tubercule.

Le deuxième terme est plus complexe; il faut d'abord pondérer la valeur des causes climatériques qui ont agi sur l'organisme, rechercher ensuite leur action particulière ou spécifique. Or, les connaissances médicales que nous fournit la météorologie sont encore peu étendues; les instruments d'observation n'offrent pas la précision désirable, et les divers phénomènes de l'atmosphère (saturation de l'air par la vapeur d'eau, température, pression atmosphérique, ozonométrie, état électrique) ne nous ont pas encore dévoilé tous leurs mystères (1).

En principe, la guérison de la phthisie est chose possible; le but à atteindre consiste à obtenir par l'art ce que l'organisme doit aux seules ressources de sa réparabilité.

(1) Pour bien établir l'action de ces divers agents, il ne sera pas inutile de donner très succinctement quelques notions générales sur la tuberculose.

Le tubercule est un produit morbide accidentel, sans analogue dans l'état sain ; il se développe dans l'organisme sous deux variétés, la grise et la jaune, ayant chacun des caractères distincts, mais formant l'une et l'autre des réunions pour se déposer dans les tissus en tubercules miliaires isolés ; en agrégations de tubercules ; en infiltration tuberculeuse.

Dans la structure ou composition élémentaire du tubercule, l'on reconnaît des éléments organiques (fibrine, caséine, graisse, albumine), et des éléments inorganiques (chlorure et phosphates de soude, phosphates et carbonates de chaux, oxyde de fer).

Le microscope constate que le tubercule récemment sécrété ressemble à une exsudation inflammatoire de nouvelle formation : dans cette substance grisâtre et amorphe, on retrouve une multitude de granulations ; à mesure qu'il marche vers le ramollissement, il se propage aux tissus circonvoisins pour former bientôt de petites excavations ou cavernes. A un moment donné, ces cavernes peuvent se vider entièrement et par un travail réparateur, pareil à celui qui se produit dans les foyers apoplectiques de l'encéphale, donner lieu à l'absorption des parties liquides et à la formation d'un tissu inodulaire ou cicatriciel.

Voilà la guérison spontanée due aux efforts de la nature médicatrice; l'hygiène et la saine médecine ne doivent avoir d'autre but que de rechercher ces conditions spéciales.

Quel rôle doit-on assigner au climat?

L'étude anatomique, aussi bien que l'étude clinique, démontrent dans la tuberculose l'existence de deux éléments morbides continuellement en présence : l'état général des fonctions, et l'état local des parties où s'est déposé le produit accidentel (1).

D'une part, une disposition des organes à s'irriter, à se congestionner activement, à s'enflammer, ayant pour cause la tuberculisation.

De l'autre, des conditions générales d'hyposthénie, d'affaiblissement, de déperdition organique, causes prochaines de la désorganisation des tissus.

Il y a entre ces divers éléments une affinité, une relation incessante; les premiers agissent sur les seconds, et ces derniers réagissent sur les autres.

Dans la mise en jeu des agents thérapeutiques, il faudra donc, de toute nécessité, rechercher des modificateurs généraux et des modificateurs topiques ou locaux. C'est parmi les premiers que nous classons les changements de lieux, les voyages sur mer, l'influence des climats chauds.

Ceci posé, étudions la marche de la phthisie à Alger dans la population indigène et chez les Européens.

Les diverses dénominations que nous trouvons dans les auteurs arabes pour désigner la maladie en question, prouvent à l'évidence qu'ils en avaient constaté l'existence, qu'ils en connaissaient l'étiologie et la nature.

Reh (coup d'air), pour indiquer la cause ordinaire du mal.

---

(1) La diathèse tuberculeuse est toujours un état primitivement général et qui se lie à un vice de nutrition, les causes de cet état général sont essentiellement asthéniques. C'est sous l'influence de causes stimulantes ou sthéniques que la matière tuberculeuse charriée par le sang se localise dans un point de l'organisme et s'agrège sous forme de corpuscules soumis à une évolution dont la durée est en rapport avec l'intensité de l'irritation qui règne dans leur voisinage.   (Docteur AL. MAYER).

Meurdh eriha, maladie du poumon (siége de la lésion).

Meurdh esel, maladie de langueur.

Meurdh dhaf, maladie de faiblesse (symptomatologie et nature).

Meurdh el abid, maladie de l'esclave (très fréquente chez les nègres).

Meurdh erquique, petite maladie (par contraste avec l'épilepsie ou grande maladie, et eu égard à ses allures lentes et souvent insidieuses).

Tous les historiens, s'appuyant du témoignage de Celse, qui envoyait en Égypte et sur les côtes africaines de la Méditerranée les malades atteints de consomption (1), s'accordent à reconnaître que la phthisie était extrêmement rare en Afrique.

Nous manquons de données statistiques, mais cette unanimité d'appréciations nous paraît digne d'attention.

Dès les premières années de l'occupation, elle a été partagée par nos savants confrères de l'armée.

Si nos relevés mortuaires, tout en maintenant ce fait : peu de fréquence de la phthisie par rapport aux autres maladies, ne justifient pas la presque immunité dont parlent les premiers travaux sur la matière, nous devons admettre (particulièrement chez les indigènes) une série de circonstances, de causes occasionnelles capables d'en favoriser l'évolution.

Ces causes existent, elles exercent malheureusement une action des plus incontestables, partant elles réclament les méditations des médecins et de l'administration supérieure.

Toutes elles peuvent se résumer dans ces deux axiomes :

1° Mépris des lois de l'hygiène ;

(1) Celse, Pline, Plinus-Valérianus, Marcellus, recommandaient aux phthisiques, soit l'air épais des rivages maritimes, soit celui des forêts d'arbres résineux des lieux où se recueille la poix.

2° Influence déplorable de notre conquête sur les mœurs indigènes.

Arabes ou Israélites, Turcs ou Nègres, ils n'ont emprunté jusqu'ici à notre civilisation que ses éléments de libertinage et de démoralisation, et les préceptes intelligents de la Bible, comme les lois du Koran si sages, si adaptées à la localité, à leur constitution physique et morale, sont devenus pour eux lettres mortes.

Ne craignons pas d'entrer dans quelques détails.

La tendance de la population juive à se nationaliser à l'européenne est générale. Dès qu'il acquiert un peu d'aisance, l'indigène israélite s'empresse d'adopter notre costume français; la vaste culotte, les bas de laine, les gilets boutonnés jusqu'au col, les larges ceintures et le turban, sont remplacés par nos habits étriqués, nos pantalons serrés et notre chapeau, la plus incommode de toutes les coiffures sous un soleil brûlant. Pourvu de ce nouvel accoutrement, il passe de longues heures dans l'atmosphère chaude et peu oxygénée d'un café ou d'une tabagie, au milieu des excitations d'un jeu effréné, de boissons alcooliques généralement frelatées. En sortant de là, le corps, le plus souvent en moiteur, est exposé, sans précautions préalables, à un air vif et pénétrant, et, comme nous avons vu que les vicissitudes atmosphériques, les changements brusques de température ne faisaient pas défaut, il s'ensuit que l'individu est placé dans les conditions les plus favorables à la manifestation d'une affection inflammatoire de la poitrine, bronchite ou pleuro-pneumonie.

Par insouciance, par avarice ou par aversion naturelle, il ne réclame les soins de l'homme de l'art que dans les cas très graves, alors que l'altération organique a fait de rapides progrès.

Comment ces malades sont-ils installés chez eux?

Dans des maisons généralement basses et humides, d'une propreté équivoque, où l'on respire un air peu renouvelé.

14

Plusieurs personnes, en effet, habitent sous le même toit, y couchent au milieu d'une atmosphère où se répandent, avec les exhalations normales et morbides du corps humain, la fumée du tabac et celle plus épaisse encore provenant de grosses mèches de coton qu'alimente dans des luminaires primitifs une huile plus ou moins infecte.

Plusieurs fois, en nous rendant le matin au lit du malade, nous avons été très désagréablement impressionné par cette odeur nauséabonde ; comme saisi à la gorge par un agent irritant, notre premier mouvement était de revenir sur nos pas. Très souvent nous avons constaté sur les lèvres et sur les ailes du nez des habitants un dépôt de poussière fine et noirâtre, des fuliginosités qui reparaissaient dans les expectorations.

Des modifications non moins notables se sont introduites dans leur régime alimentaire. M. Genty de Bussy, qui fait jouer un rôle très important dans l'abâtardissement des races juives à l'abstinence plus grande de viandes, a calculé qu'un Européen consommait dans l'année 194 kilos de viande, pendant que les Maures se contentent de 43 kilos 1/2, et que les Israélites atteignent à peine le chiffre de 22 kilos.

L'un des praticiens les plus estimés de la ville d'Alger, le docteur Miguères, a remarqué que l'usage moins régulier d'une nourriture où prédominait le sel (saumon, ton, sardines salées), avait coïncidé avec une augmentation des affections chroniques de la poitrine (1).

La phthisie, par les raisons que nous venons d'indiquer,

---

(1) A propos d'une note que nous avons publiée dans l'*Union médicale* (12 mai 1860), sur l'efficacité de la médication lacto-chlorurée, M. le docteur Galligo, de Florence nous communique des documents d'où ressort l'utilité incontestable du sel marin sur l'économie animale.

A Florence, comme à Livourne, quoique les Israélites soient dans de mauvaises conditions hygiéniques et confinés dans des quartiers populeux et peu aérés, au nombre de 1 500 à 1 700, le docteur Filippi et ses col-

est plus fréquente chez les hommes que chez les femmes ;
nous avons vu plusieurs cas frappants de femmes devenues
phthisiques par la cohabitation avec des individus atteints de
cette terrible maladie.

Dès qu'un cas de tuberculose s'est manifesté dans une maison, l'hérédité reprend ses tristes priviléges, et, comme la
marche en est toujours rapide, on a malheureusement de
fréquents exemples « de familles disparues à la troisième et
à la quatrième génération. » (Dr Miguères.) ·

Les musulmans se trouvent dans des conditions analogues :
eux aussi, se relâchant des mœurs antiques, s'adonnent davantage à la boisson, aux repas copieux du soir ; puis ils se
couchent immédiatement sans se déshabiller, la tête enveloppée dans une grande couverture ou haïck, il passent la nuit
respirant ainsi le même air et un air peu renouvelé. Fidèles
au culte d'Allah, imbus de leurs croyances fatalistes, ils ne

lègues n'ont observé depuis plus de 15 ans que deux cas de phthisie. Voici
leur avis sur cette immunité :

1° Les pauvres Israélites sont largement secourus par une caisse qui
leur accorde très facilement du bouillon, de la viande, des médicaments
et des soins médicaux.

2° L'Écriture sainte défendant aux Hébreux l'usage de la chair d'animaux morts naturellement ou tués par des carnassiers, ils ne se nourrissent que de bêtes tuées par le schehïta (division au moyen d'un couteau
tranchant de la gorge jusqu'à la colonne vertébrale).

Des hommes spéciaux très experts en anatomie pathologique, s'assurent
par eux-mêmes de l'intégrité des viscères, et s'ils trouvent dans le thorax des moutons, des adhérences pleurétiques, des points indurés, des tubercules ou des foyers purulents, ils les rejettent comme impurs.

3° L'Écriture sainte ayant aussi ajouté : Ne mangez pas le sang, les Juifs
ont cherché à débarrasser les chairs de ce fluide, et indépendamment de
la section complète de la gorge, sur les instructions des rabbins, ils les
tiennent pendant une heure ou deux sous l'action de l'eau salée : des lavages successifs enlèvent ainsi les dernières traces de sang. Le bouillon
obtenu au moyen de ces viandes serait, d'après nos confrères toscans,
meilleur que celui conseillé par le célèbre chimiste de Giessen.

réclament les soins médicaux qu'aux derniers moments de la maladie ; on les retrouve alors pâles et défigurés, immobiles et les jambes croisées sur de simples nattes, dans les cours intérieures de maisons où l'air circule très imparfaitement.

Les femmes rencontrent des causes efficientes de maladie dans l'abus des bains maures où elles séjournent des heures entières au milieu d'une atmosphère chaude et énervante qui varie, dans la rotonde ou étuve, de 35 à 40 degrés, selon que l'on s'approche de la porte d'entrée ou du foyer de la vapeur d'eau (1).

Nous devons mentionner deux autres séries de causes auxquelles on a voulu accorder une certaine importance :

1° L'influence du macadam ; dans un pays où les vents sont intenses et fréquents, où sur les rues principales, la poussière tourbillonne chargée de sels calcaires, ne se produit-il pas une action irritante sur les bronches? Pour les yeux, une pareille action est des plus manifestes, et les ophthalmies sont aussi nombreuses que rebelles ;

2° La funeste propagation de maladies vénériennes négligées, ou traitées par des remèdes empiriques.

Le contact de notre civilisation a été sur ce point d'autant plus funeste à la race conquise, que le niveau de sa condition

---

(1) L'usage modéré du bain maure assouplit et excite modérément l'action musculaire : la série d'opérations que l'on subit pendant une heure et demie (distension graduée et méthodique des membres, savonnage, frottage, lavage à grande eau, repos, massage), donne aux membres une souplesse remarquable, et favorise la perspiration insensible du corps en désobstruant les pores de la surface. Mais autant cet usage modéré est utile et hygiénique, autant son abus est pernicieux. Pour vaincre la monotonie de leur existence, ces victimes d'une civilisation barbare, usent largement de la seule distraction autorisée par leurs mœurs : du divan, elles passent au bain maure, c'est là leur point de réunion, c'est là que s'écoule une grande partie de la journée, au milieu des confidences et des soins donnés à leur toilette.

sociale tendait à s'abaisser avec la paresse et la diminution des ressources, en présence d'une misère toujours croissante.

Tous les documents que nous avons pu recueillir nous ont montré la phthisie extrêmement rare chez les divers embranchements de la race arabe ; dans les conditions ordinaires d'une vie nomade, ils sont d'une sobriété exemplaire, endurcis à la fatigue et aux intempéries des saisons.

Pour eux, l'hérédité ne joue qu'un rôle secondaire, car l'enfant prédisposé aux tubercules meurt dans les pérégrinations continuelles de la tribu ; le vent du désert les énerve de bonne heure et la froidure des nuits sous la tente développe et précipite l'évolution du produit accidentel (1).

Dans les environs d'Alger, par le fait même de leur instabilité, il est difficile d'obtenir sur eux des renseignements précis.

Les médecins du Dey en ont observé quelques cas parmi les troupes indigènes. Mais là où la maladie fait de véritables ravages, c'est à l'état de captivité ! Dès qu'il ne peut plus respirer l'air vivifiant de ses montagnes et boire l'onde pure de ses vallées, l'Arabe tombe dans la langueur et le marasme ; la nostalgie aidant, il s'opère chez lui une transformation caractéristique, une désorganisation rapide.

Sur 600 indigènes envoyés dans la prison de Nîmes, près de 250 sont morts de consomption dans une période de temps très limité. Tout le monde se souvient de la mortalité qui avait frappé la famille d'Abd-el-Kader pendant sa captivité à Amboise.

(1) Toute maladie héréditaire et actuellement réalisée prouve deux choses : d'une part, l'aptitude à répéter l'état morbide qu'ont offert les parents ; d'autre part, l'action des causes qui ont mis cette aptitude en jeu. C'est parce que l'hérédité morbide consiste simplement dans une disposition que l'hygiène est toute-puissante pour la combattre, pour l'étouffer dans ses germes, c'est parce qu'elle n'éclate point sans la provocation des causes occasionnelles qu'il est possible de lui disputer incessamment l'organe, le viscère qu'elle paraît menacer.   (MICHEL LÉVY.)

Les prisonniers confinés dans l'île Sainte-Marguerite offrirent un chiffre de décès si élevé, que le gouvernement justement préoccupé de cette fâcheuse situation, décréta l'érection de maisons centrales sur le sol même de l'Algérie.

Les résultats n'ont pas été plus satisfaisants.

Sur les 27 décès de la prison civile d'Alger, 23 appartenaient aux indigènes, et dans ce nombre figurent 17 phthisiques.

Dans la maison centrale de l'Harrach, n'est-ce pas aussi la phthisie qui joue le rôle le plus meurtrier (57 phthisiques sur 153 décès)?

Sans doute, il faut tenir compte de l'inertie de la captivité, de la différence de nourriture, des préoccupations morales qui les animent ; toujours est-il que dans ces conditions, il se forme, pour ainsi dire, une constitution misérable qui n'offre à la thérapeutique que des ressources très restreintes.

Les aliénés envoyés d'Algérie en France meurent presque tous par nostalgie ou tuberculose (note du docteur Miguères).

Le fait de la fréquence de la phthisie chez les nègres qui émigrent du centre de l'Afrique pour s'implanter sur les côtes de la Méditerranée est trop connu, pour que nous ayons besoin de le commenter (1).

A Alger, la population nègre ne se perpétue que par une immigration constante, mais alors même que quelques individus, hommes ou femmes, échappant à la loi commune, atteignent l'âge de la vieillesse, ils ne peuvent pas procréer ; il naît de ces unions un nombre très limité d'enfants, et ces petits êtres meurent tous dans les premières années de l'enfance.

---

(1) Le docteur Boudin démontre à l'évidence dans sa géographie médicale, combien la mort par consomption devient fréquente chez la race noire à mesure qu'elle s'éloigne de son propre pays. Pendant qu'à Sierra Leone il y a 6, 3 décès de phthisie sur 1 000, à Gibraltar, on en compte 43 sur 1 000.

On a peu d'exemples de jeunes négrillons atteignant l'âge de douze à quatorze ans (1).

Comment se comporte la maladie chez les Européens ?

Nous avons vu précédemment que l'accroissement de la population est dû en grande partie à l'immigration des Français et des étrangers habitant le sud de l'Europe : c'est aussi chez les Français et les Espagnols que nous trouvons le plus de phthisiques ; toutefois diverses circonstances rendent difficile cette détermination de l'influence du climat, et après avoir démontré, par la statistique, la rareté de l'affection pulmonaire et la rareté de la phthisie, nous ne pouvons fournir pour ces décès de la ville que des renseignements insuffisants.

Les décès des hôpitaux ne sont pas de leur côté un thermomètre très fidèle ; bien souvent on redoute l'hospice, ou l'on n'y entre que contraint et forcé par les nécessités d'une existence précaire.

Quoi qu'il en soit, on trouve à Mustapha, sur 100 décès par phthisie, 52 Français, 17 Espagnols, 36 divers.

Ces chiffres sont parfaitement en rapport avec la mortalité en général, suivant les diverses nationalités et avec la proportion des décès de toute nature aux décès par phthisie.

Pour le sexe, on a 80 hommes et 20 femmes, ce qui démontre l'action prédominante des causes accidentelles ; ce fait résulte encore mieux de l'étude de l'âge : sur 100, 14 décès ont eu lieu avant 20 ans, 16 de 20 à 30 et 70 au delà de 30.

Comme dans nos contrées, ces modalités ne sont pas les mêmes, nous devons trouver là des arguments pour admettre

_____

(1) Le petit nombre des décès d'enfants nègres (86, 56 garçons, 50 filles), de 1843 à 1847, sur une population d'environ 2 000 individus, tient sans aucun doute au petit nombre de leurs naissances. Diminution rapide des ventes d'esclaves à Alger.—Très petit nombre d'enfants nègres que l'on rencontre dans les rues —énorme différence proportionnelle des nègres aux négresses nuisant au développement de leur population. (MARTIN et FOLEY.)

de toute nécessité une certaine influence du climat, soit pour arrêter le mal dans son évolution, soit pour en détruire les germes.

Ces altérations pulmonaires n'offrent rien de spécial quant à leur forme et à leur essence ; le plus souvent elles sont, tout d'abord, successives à une transformation ou métamorphose de l'état aigu en état chronique. Ce n'est que plus tard qu'intervient avec le cortége de causes essentiellement débilitantes, l'action de l'hérédité.

Selon qu'elles se développent sur des tempéraments nerveux ou sur des tempéraments lymphatiques, nous avons les deux formes principales que l'école allemande tend à faire adopter dans la science, dénominations si favorablement accueillies à la Société d'hydrologie de Paris.

La forme *torpide* greffée sur une constitution lymphatique ou scrofuleuse représente l'allanguissement, la dénutrition. Les impressions y sont obtuses, la force vitale manque pour résister à la naissance et aux progrès du mal.

La forme *éréthique* animée par l'élément sub-inflammatoire avec les réactions de l'élément nerveux devient plus nuisible dans ses effets, plus rapide dans sa marche, par les sympathies étendues et violentes qu'éveille l'excitation.

La première forme est de beaucoup la plus commune chez les indigènes comme chez les Européens.

Dès que la tuberculose est déclarée, elle marche avec une effrayante rapidité, soit par les conditions hygiéniques particulières où se trouvent les individus, soit par le fait même de cette marche plus active de la *maladie*, que nous avons déjà signalée en parlant de la climatologie d'Alger.

La pneumonie comme l'affection du foie, le rhumatisme comme la névrose ont une évolution précipitée et caractéristique ; impossible de retrouver dans leurs phases et leurs périodes les divisions scolastiques. Dès qu'apparaît la congestion, l'induration et le ramollissement entrent en scène.

Cela doit nécessairement tenir aux conditions particulières d'une atmosphère stimulante et sthénique par sa nature, pendant l'hiver ; hyposthénisante et désorganisatrice au moment des chaleurs persistantes de l'été.

Pour ce qui concerne plus spécialement les phthisiques, nous avons observé que :

Les torpides qui ont besoin d'un air à éléments toniques, oxygénés, réparateurs, le retrouvent en hiver dans l'atmosphère de la ville ; mais la saison d'été en faisant prédominer les complications gastro-entériques, précipite l'issue fatale.

Les éréthiques chercheront en vain l'air tiède et humide, calme et presque énervant, indispensable à leur bien-être.

A notre arrivée, au mois d'octobre 1859, le docteur Miguères, avec une obligeance sans égale, nous avait fait observer une vingtaine de ses clients atteints de phthisie à des degrés divers : plus d'une fois, en raisonnant avec les idées et les notions que nous avions acquises en France et en Italie, nous leur assignions, dans nos pronostics, un ou plusieurs mois d'existence ; mais, à notre grand étonnement, nous avons pu juger au mois d'avril, combien les pronostics de notre excellent confrère étaient plus vrais : dans l'espace de six mois nous avons vu successivement périr ceux mêmes que nous comptions revoir l'année suivante. Ce n'était pas précisément la marche galopante de la *phthisis florida*, mais une succession plus prompte des symptômes morbides, une évolution plus rapide de la maladie.

On a voulu déterminer l'influence des saisons sur les décès par phthisie, mais sans arriver à des résultats très précis.

L'opinion générale est que les mois d'août, de septembre et d'octobre sont les plus funestes.

Le docteur Mitchell, s'appuyant sur un relevé de plus de 600 cas, montre que l'hiver est assurément de toutes les saisons la moins funeste :

$$\left.\begin{array}{l}\text{Octobre, novembre, décembre. } 167\\ \text{Janvier, février, mars. . . . } 145\end{array}\right\} = 312 \ (\text{hiver}).$$

$$\left.\begin{array}{l}\text{Avril, mai, juin . . . . } 160\\ \text{Juillet, août, septembre. . . . } 164\end{array}\right\} = 324 \ (\text{été}).$$

Les statistiques consignées par le savant secrétaire du conseil de salubrité, M. Trébuchet, dans les *Annales d'hygiène*, établissent que septembre, octobre et novembre sont à Paris les moins contraires, mars, avril et mai les plus meurtriers.

Les tableaux mortuaires de la *Gazette médicale* du docteur A. Bertherand donnent pour Alger :

En 1856, hiver. . 22 décès. | En 1859, hiver. 138 décès.
—   été . . 86 — | —   été. . 94 —

D'après nos relevés personnels, 100 cas se répartissent ainsi :

$$\left.\begin{array}{lr}\text{Octobre.} & 5\\ \text{Novembre.} & 10\\ \text{Décembre.} & 11\\ \text{Janvier.} & 12\\ \text{Février.} & 11\\ \text{Mars.} & 12\end{array}\right\} \begin{array}{c}\text{Automne}\\ \text{et}\\ \text{hiver . 61}\end{array} \qquad \left.\begin{array}{lr}\text{Avril} & 7\\ \text{Mai.} & 5\\ \text{Juin} & 7\\ \text{Juillet} & 12\\ \text{Août.} & 4\\ \text{Septembre.} & 4\end{array}\right\} \begin{array}{c}\text{Printemps}\\ \text{et été. 39}\end{array}$$

Il n'y a donc là rien d'absolu, et dans cette appréciation il faut, selon nous, tenir grand compte des conditions de saison. La saison qui s'éloignera le plus de l'état normal sera celle où l'on enregistrera un plus grand nombre de décès. Les années 1857 et 1859 qui ont vu succéder à des chaleurs longues et accablantes des pluies froides et fréquentes, ont présenté aussi un chiffre plus élevé d'affections de la poitrine. (Voy. tableau n° 5.)

D'après tout ce qui précède, nous serons donc autorisé, d'une part, à constater cette modalité spéciale de la phthisie dans sa marche ou progression, de l'autre à répéter avec le docteur Mitchell et les praticiens les plus expérimentés de la colonie :

« Il y a présomption qu'à Alger l'évolution des tubercules s'arrête jusqu'à un certain point chez les sujets prédisposés, et que chez ceux où elle existe déjà à un faible degré, les progrès de la maladie sont enrayés, tandis que les symptômes généraux s'amendent complétement pour affecter les dehors d'une guérison. »

§ II. — *Opinions des auteurs* (1).

C'est aux médecins militaires que reviennent l'honneur et le mérite d'avoir signalé, dès les premiers jours de la conquête, l'heureuse influence du climat algérien sur les affections de la poitrine.

Dès 1836, le docteur Costollat avait recueilli assez de documents pour porter la question devant l'Académie de médecine, mais cette savante compagnie ne se croyant pas suffisamment éclairée, adopta cette conclusion peu encourageante : « Il était douteux que le climat d'Afrique fût favorable à la guérison de la consomption. »

En 1840, parut la théorie de notre savant confrère le docteur Boudin, sur l'antagonisme entre la maladie tuberculeuse et les fièvres de marais.

Les tomes LII, LVII, LXIX, LX des *Mémoires de médecine militaire* contiennent les monographies très intéressantes des docteurs C. Broussais, Froussard, Marseilhan, Moreau, Catteloup, Cambay, Finot, Bruguière, Deleau, Barby, Rietschell, Laveran ; nous n'oublierons pas les travaux du docteur Antonini (nom aussi cher à la population d'Alger qu'à l'armée d'Afrique), de MM. Martin, Bonnafont et Guyon.

---

(1) Malgré le soin que nous avons apporté dans nos recherches bibliographiques et historiques, si nous avions omis de rappeler ici quelque travail important, nous déclarons d'avance n'avoir eu aucune intention malveillante.

La *Gazette médicale de l'Algérie* a été fondée en 1856 par le docteur A. Bertherand, dans le but de recueillir et de coordonner les matériaux de l'intéressante enquête qui se poursuit sur la question.

Nous avons trouvé d'excellents renseignements dans les ouvrages suivants :

1° La *Médecine des Arabes* du docteur E. Bertherand ;

2° L'*Algérie médicale* du docteur Armand;

3° *Alger, son climat et sa valeur curative principalement au point de vue de la phthisie*, 1857 (consciencieuse topographie du docteur Mitchell, traduite et annotée par MM. Donop et A. Bertherand.)

La médecine civile a aussi apporté son contingent d'utiles recherches :

L'*Annuaire thérapeutique* de M. Bouchardat, pour 1850, contient une série de propositions relatives à l'influence du climat d'Alger sur le développement et la marche de la phthisie pulmonaire, par M. le docteur Ódrultz, médecin de l'hôpital civil.

Le docteur Foley, de regrettable mémoire, a consigné dans une brochure le fruit d'observations longues et minutieuses : *Phthisie et fièvre typhoïde dans les. localités marécageuses.*

En 1858, le docteur Collardot soutient à la Faculté de Montpellier une thèse ayant pour titre : *Aperçu sur le climat d'Alger et quelques-unes de ses maladies.*

L'année suivante, le docteur Kolb argumentait devant les mêmes professeurs « *sur l'hygiène de l'Algérie.* »

Il n'entre pas dans notre plan d'énumérer ici toutes ces opinions individuelles, de les comparer aux nôtres, d'en établir les discordances, en un mot, d'en discuter la valeur ; nous nous bornerons à quelques citations.

« Ce genre de maladie est beaucoup moins fréquent en » Afrique qu'en France, la différence est si grande qu'elle ne

» peut dépendre que du climat ; aucune cause secondaire ne
» saurait expliquer un semblable effet. » (Docteur C. Broussais.)

« La phthisie est exceptionnelle chez l'indigène et chez les
» Européens, chez lesquels ses progrès sont assez lents pour
» permettre à la nature d'organiser ses moyens de défense et
» par suite de guérison. » (Docteur Martin.)

« 1° La phthisie est extrêmement rare chez les habitants
» de ce pays ; 2° les Européens en sont rarement affectés ;
» 3° les progrès de la maladie sont arrêtés en même temps
» que la cause ; 4° la maladie est loin d'être constamment
» fatale. » (Lettre du docteur Moreau à l'Académie de médecine.)

« Apportée dans le pays, non-seulement la phthisie cesse
» de progresser, mais elle cède la place à une amélioration
» parfaitement marquée. » (Docteur Foley.)

Terminons par les conclusions très importantes du docteur
Mitchell :

1° Les chiffres relatés et les principes exprimés nous permettent de conclure que la phthisie est une maladie beaucoup plus rare en Afrique qu'en Europe ou dans l'Amérique
du Nord ;

2° D'après les mêmes documents, nous pouvons avec autant de garantie, avancer que les autres maladies des organes
respiratoires sont moins fréquentes en Algérie ;

3° Le nombre et le caractère des témoignages invoqués
portent à croire que des recherches nouvelles confirmeront
de plus en plus les résultats proclamés.

§ III. — *Opinions des praticiens de la ville.*

> La conformité de vues de tous
> les praticiens forme un argument
> de nature à impressionner.
>
> (Docteur MITCHELL.)

La bienveillance avec laquelle tous nos confrères d'Alger nous avaient accueilli, l'empressement qu'ils avaient mis à favoriser nos études, nous faisaient espérer une ample moisson de cas particuliers et d'opinions personnelles motivées ; malheureusement nous avons été déçu dans notre attente. Les renseignements verbaux propres à nous éclairer ne nous ont pas fait défaut, mais nous sommes toujours à attendre les conclusions (par écrit) que plusieurs d'entre eux avaient bien voulu nous faire espérer.

M. le docteur Wolters, médecin de la prison civile, et qui exerce à Alger depuis vingt ans, nous a ainsi formulé son opinion :

Utilité du climat pour les prédispositions et pour le premier degré de la phthisie pulmonaire ;

Amélioration et état stationnaire pour le second ;

Conditions défavorables dans le troisième degré.

Le docteur Léonard, médecin en chef du Dey, depuis dix-huit ans en Algérie où il a su conquérir une belle et légitime position scientifique, n'a pas d'opinion bien arrêtée.

Il trouve la question très complexe ; souvent des individus ont dit se mieux porter, souvent aussi d'autres valétudinaires dépérissaient en arrivant dans le pays. Selon lui, l'évolution de la maladie est toujours très rapide.

Le docteur Miguères, que nous ne saurions trop remercier

pour la part active qu'il a prise à nos recherches, exerce avec
un véritable succès la médecine depuis vingt-six ans ; tour
à tour préposé aux ambulances en temps d'épidémies, à
l'hospice de Mustapha, à l'état civil, il a été plus que tout
autre à même d'étudier sous toutes ses faces cet intéressant
problème.

D'après lui, le climat est souverain pour combattre les
prédispositions et les premiers germes de la tuberculose, à la
seule condition d'éviter les changements brusques de température qui arrivent d'un moment à l'autre, indépendamment
des variations régulières du matin et du soir (quatre à cinq
heures).

Pour les phthisies au premier degré, il est indispensable
d'ajouter à ces précautions l'usage de pied en cap, des vêtements de laine.

Lorsque les symptômes du deuxième degré se manifestent,
il faut étudier avec plus de soin les diverses localités en les
adaptant au tempérament des individus.

Le séjour des villas de Mustapha inférieur est en général le
plus favorable.

Il faut réserver Saint-Eugène pour certains tempéraments
lymphatiques ou scrofuleux qui ont besoin de respirer avec
l'air vif de la mer, ces particules salines transportées par les
vents dans les divisions principales des bronches. Saint-
Eugène est aussi indiqué dans les états subaigus, entés sur
des états chroniques des organes de la respiration.

Dès que le deuxième degré est confirmé et que le troisième
se manifeste, le climat est nuisible et l'évolution de la maladie
des plus promptes.

Le docteur Miguères croit à une plus grande variabilité
du climat depuis quelques années, partant, à une augmentation des maladies aiguës de la poitrine. Il a constaté à
plusieurs reprises la phthisie chez les nègres : les négrillons scrofuleux et rachitiques meurent presque tous avant

huit ans. Dès qu'ils toussent, on peut affirmer que la phthisie est en marche.

Il admet la fréquence de l'affection tuberculeuse chez les indigènes; et aux causes productrices que nous avons énumérées plus haut, il ajoute celles qui résultent de la répercussion sur les poumons par l'emploi de médicaments énergiques ou empiriques, des maladies graves et invétérées de la peau.

Le docteur A. Bertherand, est l'auteur du projet qui consisterait à réunir à Alger, dans un vaste lycée, tous les enfants du continent français qu'une diathèse héréditaire ou acquise aurait signalés comme entachés de pneumophymie imminente. Par ce moyen, en effet, on neutraliserait les influences fâcheuses congénitales, on arrêterait heureusement des lésions ébauchées à un âge où les grands modificateurs hygiéniques ont une influence si marquée sur le *nisus formativus*.

Dans une lettre au docteur Mitchell, il établit ces trois propositions :

1° La phthisie est une maladie rare en Algérie.

2° Le climat algérien arrête ou du moins ralentit manifestement les progrès de la tuberculose naissante.

3° Les chaleurs de l'été hâtent sûrement la marche d'une tuberculose avancée. Pendant ces dernières années, il a donné ses soins à un nombre assez considérable de valétudinaires qui venaient demander à l'Afrique une atmosphère hivernale plus propice; et dans plus de cent trente cas, il affirme avoir obtenu les résultats les plus satisfaisants.

§ IV. — *Faits observés personnellement.*

Nous avons l'espoir que la qualité des faits compensera en
partie leur quantité, disions-nous en commençant notre rapport ; mais au moment de les examiner de plus près, nous
nous sentons arrêté par des considérations d'ordre moral.

En effet, pour quelques malades soumis à notre examen,
nous n'avons pas été suffisamment autorisé à relater leur
histoire ; pour d'autres, il y aurait de grands inconvénients à
divulguer (eux et leurs parents vivants) leur état réel ou sup-
posé ; obligé de taire des noms propres, forcé de garder par
devers nous les observations détaillées de ces cas intéressants,
nous demandons à être cru sur parole, et nous garantissons
de la manière la plus formelle l'exactitude de nos résumés
hiéroglyphiques !

1° Tubercules constatés à diverses reprises par des médecins distingués. — Séjour à Alger depuis plusieurs années.
— Amélioration soutenue. — Temps d'arrêt dans la marche
de la phthisie.

2° Constitution délabrée par le travail. — Accidents nerveux compliquant une altération pulmonaire. — Premiers
symptômes du deuxième degré perçus à la percussion et à
l'auscultation par plusieurs médecins des hôpitaux de Paris.
— Deux ans de séjour en Afrique, heureux résultats.

3° Jeune homme arrivé en 1850 dans un état désespéré,
s'est remis peu à peu ; jouit d'une santé assez bonne pour va-
quer à des occupations qui l'obligent à monter et descendre
beaucoup d'escaliers.

4° Propriétaire envoyé en Afrique par le docteur Chomel
en 1857, a repris cette année sa vie et ses habitudes de grand
seigneur. Il habite Alger depuis le mois d'octobre jusqu'au
mois d'avril, et se rend à cette époque dans le nord de la
France.

16

5° Dame belge présentant, la première année de son arrivée à Alger (1858) les premiers symptômes d'une affection pneumo-phymique ; elle a pu, moyennant quelques précau - tions, aller cet hiver dans le monde.

6° Jeune dame de Paris débarquée au mois d'octobre 1859. — Deuxième degré. — Amélioration très sensible pendant les premiers mois. — Amendement des symptômes généraux. — Temps d'arrêt pendant la saison des pluies. — Rentrée en France fin d'avril.

7° Israélite âgé de vingt ans. — Accidents hémoptysiques. — Signes évidents de tuberculisation. — Traité par le docteur Bertherand au moyen des hypophosphites pendant quatorze mois. — Séjour à Saint-Eugène.

8° Employé de l'armée d'Afrique, ayant consulté toutes les célébrités médicales de Paris et de la province. — Paren- chyme pulmonaire très compromis depuis plusieurs années.— Vit assez bien à la condition de quitter Alger aux premiers jours de chaleur.

9° Avocat traité successivement à Paris par deux profes- seurs de la Faculté ; aux Eaux-Bonnes par le très regretté docteur Darralde. — Amélioration très sensible dans l'état général et local. — A pu plaider plusieurs fois pendant l'hiver.

10° Architecte anglais arrivé dans un état de prostration très grande à Alger. — Diagnostic peu rassurant du docteur Acland (d'Oxford). — Métamorphose sensible dès les premières semaines ; se sentait renaître à la vie. — Promenades à cheval et à pied. — Parti pour l'Italie fin d'avril. — Revu à Paris en parfaite santé au mois de juin.

Assurément, ce ne sont pas là des cas de guérisons incon- testables, scientifiquement démontrées (1) ; mais ce qui est à

(1) Dans notre mémoire sur la tuberculisation, nous avons énuméré les circonstances qui rendent difficile la constatation d'une guérison :

1° Le plus souvent on ne connaît pas l'état des organes respiratoires

·l'abri de toute discussion, c'est l'heureuse influence du climat d'Alger pour enrayer le mal, et ramener les malades à des conditions de vie presque normales.

§ V. -- *Conditions hygiéniques des valétudinaires.*

> C'est encore un bienfait que de pouvoir transporter son existence là, où l'air, la terre et l'eau, ne provoquent pas les infirmités de nos parties les plus faibles, et c'est une chance salutaire aussi que de chercher de bonne heure un asile dans un pays capable d'amender et parfois de réprimer les infirmités.
>
> (Sir THOMAS BROWN).

La première étude à faire quand il s'agit de l'envoi d'un valétudinaire en Algérie, c'est celle de savoir s'il y a lieu à émigration. Pour cela, indépendamment de la connaissance des conditions climatériques dont nous avons parlé, il faut se rendre compte des conditions personnelles à l'individu (forme de la maladie, sa marche, sa manière d'être). C'est du rapport intime de ces deux éléments, de leur relation directe, que découleront les conditions favorables de la migration hivernale.

au moment de l'arrivée, et ces affections chroniques de leur nature, ne peuvent pas toujours être suivies par le même médecin.

2° Il est impossible d'isoler les causes qui agissent d'une manière plus spéciale sur l'organisme afin d'apprécier exactement l'importance de chacune d'elles.

3° Il est toujours difficile de déterminer les modifications apportées par les influences morales.

Ces êtres que la nature semble avoir voués à la mort, qui emportent en venant à la vie le germe d'une destruction prochaine, ont en général et comme par compensation avec un organisme débilité, un développement plus considérable des facultés intellectuelles, des sentiments affectifs, souvent ils connaissent leur position et ils assistent avec un courage incessant à cette lutte suprême contre la désorganisation.

Quelles seront les règles à suivre pour que le malade puisse tirer tout le parti possible de l'action thérapeutique de ces modificateurs généraux ?

Comme les chaleurs hâtent sûrement la marche d'une tuberculisation avancée et qu'elles exercent une influence nuisible même sur les premiers symptômes de la maladie, on devra avant tout éviter la saison d'été.

a. *Epoque d'arrivée.* — C'est à la mi-octobre que le médecin fixera le moment du départ pour les côtes d'Afrique, les vents du sud ont alors cessé, et les premières pluies, en rafraîchissant l'atmosphère, ont ranimé la verdure des champs, et donné à la campagne l'aspect souriant du printemps !

b. *Lieu d'habitation.* — Le choix de l'habitation sera déterminé par la forme de l'affection. La torpide (état chronique, prédominance de diathèse lymphatique ou scrofuleuse, irritabilité plus que modérée, apyrexie), se trouvera bien de l'air plus vif, de l'atmosphère marine de Saint-Eugène. Les valétudinaires éréthiques, nerveux, impressionnables et fébricitants, s'installeront de préférence sur les collines de Mustapha inférieur.

Il y aura toujours inconvénient à s'élever vers la colonne Voirol ou El-Biar, et l'on proscrira d'une manière absolue le frais vallon, la vallée des Consuls, la Bouzaréah (1).

c. *Nature des vêtements.* — Vu la surexcitation de la peau et l'abondance de la sécrétion sudorale, sous une atmosphère plus vive et plus chaude, il sera indispensable de se couvrir de flanelle et d'avoir toujours à sa portée un paletot plus chaud pour se garantir des brusques variations de température, sans oublier qu'il n'y a pas toujours un rapport direct entre le froid que l'on éprouve et le degré de chaleur assigné par le thermomètre. Cette éducation se fait assez promptement,

____

(1) Nous renvoyons pour les considérations théoriques, au paragraphe 5, du chapitre II.

et par la connaissance de la direction et de l'intensité du vent,
le malade apprend très vite à connaître le moment où il doit
se servir du vêtement supplémentaire.

d. *Heures d'exercice.* — Nous avons indiqué plus haut que
l'une des variations les plus constantes est celle qui s'établit
l'hiver de quatre à cinq heures, lorsque le soleil disparaît der-
rière les collines du Sahel. Il faut se mettre en garde, autant
que possible, contre cette influence. Les heures les plus favorables à la promenade seront celles comprises entre dix heures
du matin et deux heures du soir.

e. *Genres d'exercice.* — Les promenades à pied sont sans
contredit les plus salutaires ; le corps s'échauffe d'une manière
plus uniforme, et la circulation s'active plus régulièrement.

Dans les excursions en voiture on utilisera sa couverture de
voyage pour avoir les pieds constamment chauds.

En montant à cheval, on donnera la préférence aux allures
douces et modérées des chevaux arabes.

Les buts de ces promenades sont aussi nombreux que variés, nous avons signalé l'influence morale qu'elles exercent
sur l'individu. Pour les valétudinaires faibles, nous recom-
manderons, avec les anciens auteurs, les courses sur mer : la
magnifique rade d'Alger se prête admirablement à ces bains
d'air vivifiant ; quand l'aviron frappe la vague moutonnant
sous une faible brise, il s'élève autour de l'embarcation une
quantité assez appréciable de particules d'eau salée ; le malade
se trouve pour ainsi dire placé dans une salle de pulvérisa-
tion.

f. *Régime alimentaire.* — Nous conseillons, avant tout, une
certaine sobriété ; dans les premières semaines de séjour, il
n'est pas inutile de résister aux exagérations de l'appétit. Le
régime doit être fortifiant, et avoir pour base, les viandes rô-
ties et le vin de Bordeaux ! La diète lactée trouvera sa raison
d'être au moment où une petite réaction se produit dans les
forces assimilatrices ; nous donnons la préférence au lait de

chèvre additionné d'une quantité modérément progressive de chlorure de sodium en sirop ou en solution (1).

g. *Boissons*. — La boisson la plus désaltérante et la plus tonique est sans contredit l'eau dans laquelle on a préalablement versé une tasse de café maure. Ce café est moins excitant; par son mode particulier de pilage, on conserve à la graine son huile essentielle.

h. *Hygiène morale*. — A Alger, comme partout ailleurs, on doit éviter pour le malade les excitations trop fortes, les émotions exagérées; la régularité et le calme de la vie morale réagissent efficacement sur la régularité et le calme de la vie physique.

Nous avons énoncé dans le premier chapitre les ressources précieuses que présente la ville sous le rapport de la campagne; elle est aussi heureusement partagée pour les relations de société et pour les nécessités de la vie intellectuelle.

i. *Contre-indications*. — Les principales contre-indications pour abréger le séjour de la colonie doivent se déduire :

De l'existence des troubles entériques (diarrhée ou dysenterie) ;

(1) Voici les formules que nous avions adoptées à Alger et qui nous ont fourni d'ailleurs d'excellents résultats.

N° 1. — *M. Isnardi.*

Eau. . . . . 500 gramm.
Sucre. 1000   —
Chlorure de sodium 96   —

N° 2. — *M. Desvignes.*

Eau distillée. . . . . 200 gramm.
Chlorure de sodium. 100   —
Sucre pour faire le sirop. . . 400   —
Eau distillée de laurier-cerise. 30   —

Une cuillerée à bouche contient de 1 à 2 gramm. de sel.

De la réapparition d'une maladie de foie, ou des prédispositions aux fièvres paludéennes.

Nous rappelons à l'attention de nos confrères la surveillance continue de l'état des fonctions de l'utérus ; comme il se manifeste toujours chez les premiers immigrants une énergie plus grande de l'appareil génital, il faut prévenir les hémorrhagies utérines comme une très fâcheuse complication.

§ VI. — Conclusions générales.

Les nombreux détails dans lesquels nous sommes entré nous permettent de résumer notre rapport dans les six propositions suivantes :

1° Les conditions climatériques de la ville d'Alger sont très favorables pour les affections de la poitrine en général, et pour la phthisie en particulier ;

2° La phthisie existe à Alger chez les immigrants comme chez les indigènes, mais la maladie y est beaucoup plus rare qu'en France et sur les côtes de la Méditerranée ;

3° L'augmentation de la phthisie chez les indigènes (Arabes, Nègres, Musulmans, Israélites) tient à des circonstances exceptionnelles, à des causes indépendantes de la climatologie ;

4° L'heureuse influence du climat d'Alger est très appréciable dans les cas où il s'agit, soit de conjurer les prédispositions, soit de combattre les symptômes qui constituent le premier degré de la phthisie ;

5° Cette influence est contestable dans le deuxième degré de la tuberculose, alors surtout que les symptômes généraux prédominent sur les lésions locales ;

6° Elle est fatale au troisième degré, dès qu'apparaissent les phénomènes de ramollissement et de désorganisation.

La satisfaction de faire pénétrer dans l'esprit des valétudinaires et des médecins appelés à leur donner des soins, la conviction qui règne dans le nôtre, nous dédommagerait amplement des longues heures d'étude que nous a coûtées ce travail.

Nous voulions payer à l'Algérie une dette d'affectueux souvenir ! Que si nos forces avaient trahi nos désirs, nous nous souviendrions de la devise de ce roi philosophe que nous avons été heureux et fier de servir :

Fais que dois, advienne que pourra.

FIN.

PARIS. — Imprimerie de L. MARTINET, rue Mignon, 2.

TABLE DES MATIÈRES.

—

CHAPITRE III.

INFLUENCE DU CLIMAT D'ALGER SUR LA PHTHISIE.

FIN DE LA TABLE.